Michaël Coulanjon

I0480218

Voyage d'un
schizophrène

En passant par Le Caire…

AlterPublishing

Du même auteur, chez le même éditeur :

–   Poèmes à la femme que j'aime (2017)

Collection *Carnet de Voyage, En passant par Le Caire...*

Au clair de la lune,
Mon ami Pierrot,
Prête-moi ta plume
Pour écrire un mot.
Ma chandelle est morte,
Je n'ai plus de feu ;
Ouvre-moi ta porte,
Pour l'amour de Dieu

...

Voyage au Caire... (Et naïvement en plus)

Mon deuxième voyage sur le sol africain, un fiasco.

Quand j'étais petit ma mère m'appelait souvent « *cul-cul la praline* », ou « *coco-lariflette* » : vous pouvez essayer, cela n'est traduisible dans aucune langue, des vrais sésames. Et puis il y a les mots magiques, « *bonjour, au revoir, s'il vous plait, merci* » et ça marche dans toutes les langues. Bon, en anglais, facile. Mais en arabe, ça peut être super joli : « *Salam Aleikoum* », que la paix soit avec toi, y a rien, là. « *Laou samaat* », « *Choukran* ». Et pour dire Amour on dit « *Habibi* », quand tu le prononces, tu peux entendre ton cœur battre. Mais pour ce qui est des cailloux, je n'ai pour ainsi dire rien vu, rien de cette jolie civilisation, beaucoup de gens qui aimaient les jolies images et qui s'en servent pour avilir leurs propres parents, des nouveaux esclavagistes, dans la manière de faire, de penser, de rétribuer le salaire d'un travail. J'en ai vu d'autres s'en prendre aux enfants et là, ça ne passe pas. Rien n'est plus sacré qu'un enfant.

En arrivant dans l'hôtel il y avait des gens bien aussi, de bonnes rencontres. On m'a appris à dire « *Anna mouch courroudia* », et à voir la beauté, là où elle était (Nagwa et Tarik et Jean-Paul).

Je ne connais même pas Marseille et il me vient des idées de voir les grandes civilisations : l'Égypte, la Grèce, l'Inde... Et pourquoi pas le Pérou (pour le Machu Picchu). Quel voyageur je fais. Je me contentais d'un bon thé, une chaise et quelques cigarettes... et je regardais les gens qui passaient. Il fallait manger, donc j'allais dans les petites échoppes où on mange pour rien des repas délicieux (je ne connais même pas le nom des plats... Il refroidissait sa bouteille de gaz à grands coups de seaux d'eau), des pizzas aussi bonnes qu'à Naples. Et des enfants avec un plat de pâtes dans un sachet plastique et des vendeurs d'oranges et des tourneurs fraiseurs et des coiffeurs, de grands fumeurs de chicha et de grands joueurs d'échecs. Un cuistot à vous faire régaler des abats : Raouf. Et des regards à ne plus savoir qui sont les rois et les pauvres et surtout qui suis-je pour juger.

Un jour lors d'un concert d'ACDC, à Marseille, le pote d'un pote m'a dit, « *les yeux sont le reflet de l'âme* ».

Je suis parti seul le samedi 8 janvier 2011 et je suis revenu le mardi 8 février 2011 accompagné de mon père et de mon oncle. (*Heureux qui comme Ulysse, Brassens*).

☾

Depuis je regarde les avions décoller de la fenêtre de la chambre de la Petite Garrigue, et les oiseaux aussi.

En fait tout a commencé quand je suis parti, quand je suis monté pour Paris, mon père m'amenait à la gare TGV d'Aix-en-Provence, c'était il y a trois ans.

Là j'ai goûté au premier hôtel « *Formule1* » à Villepinte, avec l'amère expérience de voir des familles complètes vivant dans neuf m² et les enfants étaient bien habillés et ils allaient à l'école, et moi au boulot.

Et il y avait le Louvre aussi, et Les Arts et Métiers et Paris sous la pluie (La Joconde, le pendule de Foucault et toutes les merveilles du monde). Et puis l'oncle Alain qui me fait faire douze km de marche... pour visiter.

Après ce court passage à la capitale, je pars pour Lyon quelques mois, les très bons souvenirs sont dans les concerts aux Nuits de Fourvière, Rokia Traoré et Asa ou Bernard Lavilliers dans une autre salle. Et puis, bien sûr, la jolie Emilie et les amis ; David (dit le pharmacien), Emmanuelle (qui a peur des abeilles) et Mosgote qui me fait lire des bouquins et écouter du Thomas Fersen. Et encore une petite phrase que j'entends dans la rue Sainte Catherine, du pote d'un pote, « *moi je suis con, mais qu'est-ce que je le vis bien* ».

Et puis il y a aussi les foyers Sonacotra à trois-cent cinquante euros par mois à Tassin la Demi-lune et toujours la même pièce de neuf m², ou là c'est carrément tous ceux que la société ne veut pas voir, les rmistes et mêmes les fous. Après ça s'arrange j'ai un petit appartement à Saint Symphorien d'Ozon... Mais je dois repartir pour travailler à Marseille. Je m'aperçois encore une fois que ce métier n'est pas fait pour moi, mais bon j'insiste encore un peu. Heureusement il y a Christian, il me trouve une boite où je pourrai travailler à Clermont-Ferrand. Mais là encore quelles désillusions, je n'arrive pas à m'installer, même pas à me faire des potes au boulot, l'horreur. Bon cette fois-ci je me dis sérieusement qu'il faut que je change de boulot, ma carrière professionnelle doit changer d'orientation.

Le problème, en fait, est que j'ai toujours hésité dans mon chemin à l'école. A six ans avec Omar on voulait être « *ingénieur en électronique* », on démontait tout ce qu'on pouvait, et surtout on récupérait les petits moteurs électriques, et on *re-fabriquait* des jouets avec. Bon ok, va vers la science, sauf qu'au collège je m'aperçois, j'adore apprendre le grec et l'histoire. Énorme dilemme à quatorze ans. Les maths, c'est bien, mais ça demande beaucoup de travail et je suis déjà très fainéant, les lettres, ça m'est plus facile, mais y a pas beaucoup de boulot. Résultat au lycée, je me retrouve en seconde technologique, je vais jusqu'au bac et je l'obtiens (génie mécanique option microtechnique), et au lieu de travailler, je fous rien, mais alors rien. Je ne termine même pas la première année de BTS.

Et là, Tonton Raymond du quartier intervient et je commence à travailler...

Après Clermont, je me ressource un peu au Gué de Bourg. Mais je suis encore une fois appelé par les sirènes de la métallurgie... Si je veux rester à Montluçon, je dois d'abord faire un stage de trois mois à Saint-Étienne et un stage de deux semaines à Paris. Pourquoi pas, après tout je n'en suis plus à ça près.

Mais là, mon intellect n'en peut plus de trop de contradictions. La psychose commence. Pour moi ce que l'on veut m'apprendre ressemble à des gribouillis d'enfants. Et je quitte Saint-Étienne pour la petite garrigue... Et je continue de gratter au scalpel... et les envies de voyages reprennent.

☪

Deuxième jour et après… au Caire,

C'est dimanche, je prends un peu mes marques à l'hôtel. On me parle des visites possibles et demain j'irai enfin voir les pyramides. Putain, je dois aller chercher un paquet de tabac et manger aussi.

Enfin les pyramides. Le forfait comprend Saqqarah, la première construite (la visite est express, les échafaudages sont montés et on peut voir les gens travailler comme il y a tant de siècles). Puis, les trois grandes pyramides de Gizeh, je paie un peu cher le tour en chameau mais je m'en fous je vais enfin réaliser ce rêve : rentrer dans une pyramide. Je me laisse porter par le vent et le sentiment grisant de la découverte d'un trésor, (cela dit trente minutes de dromadaire ça fait mal au derrière). Je rentre dans la deuxième, celle du fils…

Par la fenêtre de la chambre, j'aperçois des rambardes formées de quatre barreaux et sur Internet on peut voir dans les grottes de Lascaux, parmi ce chef-d'œuvre, un auroch noir et rouge courbé devant une grille rouge.

Dans cette autre montagne qu'est la pyramide, il n'y avait rien d'inscrit sur les murs. La montée est raide, on est courbé dans ce corridor trop étroit, on manque d'air, puis un palier, la montée recommence, le volume et la taille des pierres sont imposants, impressionnants. La Grande Galerie, j'ai le souffle coupé à tous les points de vue mais je grimpe. On arrive par une ouverture, tête baissée dans ce tombeau, la pierre semble être du granit noir du sol au plafond, sarcophage en pierre noire. Je me retrouve seul à l'intérieur, plus un seul touriste. Les murs sont chauds, j'enlève une sandale : le sol est chaud. Je ne trouve rien d'autre à faire qu'un signe de croix et de réciter un « *Je Vous Salue Marie* ». Les touristes reviennent.

Je sors de cet endroit sur les rotules, épuisé physiquement, et je vomis littéralement les quelques oranges et le petit déjeuner que j'ai mangé sur ces vieilles pierres. Mon père me dit qu'au moins j'aurai laissé une trace...

Je ne sais pas pourquoi on ne s'est pas compris avec mon guide /chamelier. J'ai cru que je pouvais visiter le reste du site sans l'attendre, tranquillement à pieds et c'est vrai que ça en impose, c'est quarante siècles qui nous contemplent, les trois masses sortent de la terre. Le Sphinx est tout aussi impressionnant, que se cache-t-il entre ses pattes ? Je n'ai pas pu aller le voir, on ne pouvait pas s'approcher...Et je restais assis à regarder cet ensemble magnifique. Sauf que l'heure tournait et j'avais perdu mon guide, il n'était plus là où je l'avais laissé et la fermeture du site arrivait. La police touristique était là, tout à fait au courant, mon guide avait passé des appels à tout le monde et dépensé une fortune en bakchich pour me retrouver tout l'après-midi, cela dit il était très gentil mais m'a fait remarquer que si il n'avait que des clients comme moi il deviendrait fou. Le chauffeur qui me ramène à l'hôtel me propose de visiter la confection de papyrus, je lui réponds : « *Non merci, je suis fatigué* ».

La soirée et le lendemain je reste à l'hôtel .Le petit déjeuner se compose pour moi de « *bati, mrappa, zibda* » petit pain, confiture et beurre et quand Nagwa se met à rigoler elle me fait penser à ma sœur. Tarik nous sert un thé excellent. Tout le monde est très gentil, Mohammed le réceptionniste/voyagiste m'apprend à dire « *je ne suis pas un imbécile* » en arabe pour faire baisser les prix des commerçants alentours.

Je vais souvent manger des fallafels et de la salade ainsi qu'une bouillie de haricots, de lentilles et de je ne sais quoi, des chips maison, dans l'échoppe il y a deux tables, un vieux frigo pour les boissons qui ne marche plus et une grosse bouteille de gaz... L'endroit est un peu sale, mais c'est bon et pas cher (*Chic et pas cher, Arno*) et le cuistot très sympathique. Un peu plus loin, sur la même rue, il y a un bistrot où je peux fumer une chicha goût pomme et boire un café turc ou un thé. Il se trouve que les deux établissements appartiennent au même propriétaire, Mahmoud, un homme corpulent au demeurant jovial ; son fils est avec lui dans les affaires. Il me traîne du resto au café en me prenant par le bras. Je sais qu'il en veut un peu à l'occidental que je suis, mais j'ai le sentiment d'être accueilli sincèrement. Je rencontre Raouf, un homme simple ; il travaille pour Mahmoud, il cuisine des abats de mouton frits dans l'huile, il ne s'occupe plus trop de lui et, en dehors du travail, il passe son temps à fumer des chichas ; je le vois souvent et souvent, il traduit pour moi les différentes conversations entre clients ; au fil des jours, il me prend à la bonne et m'informe des différents us et coutumes cairotes ; on rigole ensemble et on se moque de Mahmoud. Parmi les autres clients, il y a un homme énorme mais d'une gentillesse rare, il m'offre un mélange de lait et de cannelle au sucre, un délice... Il appelle au téléphone un de ses amis qui parle français pour m'indiquer les ingrédients, je l'aurai embrassé volontiers. Raouf me paie une autre chicha et nous discutons comme nous pouvons en anglais. J'apprends qu'il a perdu toute sa famille dans un écroulement d'immeuble et que, plus jeune (il a cinquante-quatre ans), il est parti deux ans pour la Hollande avant de revenir en Égypte pour une femme.

☪

Ce soir, ma sœur, après le repas, vient dans ma chambre et m'offre un Saint Christophe, le mien je me le suis fait voler lors de ma dernière nuit de liberté au Caire ; c'est assez émouvant car il nous venait de notre arrière-grand-mère, c'est un très beau cadeau ; je ne savais même pas qu'elle en avait un. Que j'aime ma sœur.

☪

En Égypte, mon téléphone portable passait quand il voulait, je reçois un message de Fred me disant de faire une grosse bise à « *tout en carton* ». Je n'arrive plus à appeler mes parents. Un après-midi Tarik m'amène à un cybercafé, à deux pas de l'hôtel, pratique pour

14

communiquer avec ses proches et écouter de la musique (*Mo'kalamity et Tiken Jah Fakoly*). Le soir, après manger, je rejoins Raouf ; après bien des chichas, il me raconte son arrivée à Amsterdam et ses péripéties : il rencontre un Égyptien lui aussi fraîchement débarqué. De prime abord il lui fait confiance, à tort, car il lui vole le peu d'économies qu'il a, il ne sait même plus où il va dormir. Après une nuit à errer et marcher dans le froid, il trouve une pomme et en mange la moitié. Avec l'argent qu'il lui reste en poche, il décide de s'acheter un anorak dans une friperie pour avoir plus chaud. Il sort du magasin, commence à fouiller ses poches intérieures et il tombe sur une liasse de billets, assez, pour se payer une chambre quelques semaines et pouvoir se remettre sur les rails. Raouf est un homme intelligent et il a été très triste dans sa vie et lui non plus ne croit pas au hasard. Et je n'ai aucune raison de ne pas croire son récit.

Avec mes envies d'européen moyen, je voulais encore faire quelques excursions, notamment le Désert Blanc pendant trois jours (cent vingt euros, à peu près le salaire de cuistot de Raouf...), voir Alexandrie et bien sûr Memphis, mais ma carte de paiement ne me permet plus de retirer un seul pound. J'espère que le délai d'attente ne sera pas trop long entre deux retraits. J'ai assez d'argent pour le nécessaire, mais pas pour les sorties. Je n'ose pas prendre le taxi pour aller visiter les musées, j'ai peur de me perdre dans cette ville de dix-huit millions d'habitants et de ne plus retrouver mon hôtel ; alors, je traîne à pied dans ce vieux quartier arabe, les rues en terre battue, les poules, le linge qui pend. Je tombe sur une vieille mosquée, très belle, j'ose enfin rentrer à l'intérieur de l'une d'elles, l'appel à la prière est tellement beau dans le quartier, ça sent la sérénité pendant quelques minutes au moins ; c'est une vieille mosquée qui n'est plus utilisée que par quelques enfants et quelques vieillards, presque en ruine. Lorsque je sors, la ville grouillante s'impose de nouveau, je marche encore et, pour me désaltérer, je bois un jus de canne à sucre, je vois les Cairotes avaler cette potion d'une traite, c'est un peu amer et évidement sucré, très bon.

À la réception de l'hôtel, le soir, je fais la connaissance de Julien, un français partit faire le tour du monde pendant deux ans et il commençait par l'Égypte, il était super organisé, blindé de nouvelles technologies, (lui il avait dû penser à la carte de maladie internationale), il avait l'air sûr de lui et très sympathique, nous convenons de manger ensemble le lendemain pour parler de son périple. Après avoir mangé une délicieuse pizza, je repars vers le bistrot, il est ouvert jour et nuit, Raouf me dit qu'il n'a pas fermé depuis au moins vingt ans, le plafond est décoré de panneaux de bois sculpté avec un gros luminaire en bois qui ne marche plus, sur un des murs on peut voir une peinture représentant ce qui me semble être un chef mongol, qui joue aux échecs entouré de deux ravissantes femmes ; on ne voit pas son adversaire. Et on se dit que cela serait pas mal de faire une petite partie. Le lendemain, je décide d'acheter un petit jeu d'échecs, j'en trouve un dans la première boutique venue.

Ce soir-là, au lieu d'aller manger, je propose à Julien de venir faire une partie d'échecs au bar, et on commande un petit lait-cannelle. On commence à jouer et, au bout de trois quarts d'heure, j'arrive enfin à le battre ; dans mon fort intérieur je suis très content d'avoir battu un informaticien, plus « *évolué* » que moi, mais ce sera la première et la dernière partie que je gagnerai dans la soirée. Voilà mes prétentions ramenées à un KO sur le ring, je suis échec et mat plusieurs fois et en quelques minutes, par un type qui a pris la gagne et qui compte beaucoup plus vite que moi ; il a plusieurs coups d'avance, il faisait mouliner sa main de son poignet comme pour figurer la vitesse à laquelle il comptait ; j'ai oublié son nom. Et je finis le reste de la soirée à les regarder jouer, un vrai régal. Raouf pointe enfin le bout de son nez mais il a la mine défaite. Il ne jouera même pas une des parties qui pourtant se prolongeront tard dans la nuit. Je ne sais pas si cela se produit dans tous les pays orientaux mais ce jeu est vraiment très populaire en Égypte, j'ai eu l'impression que ce soir tous les clients savaient jouer. Là, on se comprend. Et je sors encore la phrase magique qui fait rire tout le monde : « *Anna mouch courroudia !!!* ». Je prends une photo sur mon portable avec Mahmoud, on a les mêmes ventres un peu trop énormes…

☾

Dans ces jours-là et ceux qui suivront, la psychose se manifeste doucement et plus le temps passe, plus ce qui me semble être des hallucinations est présent, auditives (mais sortant de la bouche des gens avec qui je parlais, chanson), visuelles et même les plus surprenantes : tactiles. Et je commence à ne plus discerner la réalité de l'imaginaire ; mieux mon cerveau les invite à un mariage insensé, tout s'imbrique comme un Lego, tout à un sens et avec mes paradigmes et mes fondamentaux, toute ma petite vie prend sens, je me sens pousser des ailes, je m'accepte presque avec mes défauts, pour moi ça prend une dimension religieuse, une vie à accomplir. Deux roues d'un engrenage : conscient et inconscient. Mais ma psychose s'accompagne de colère et de violence envers les autres. C'est un combat contre moi-même.

☾

Je rentre à l'hôtel, la porte d'entrée est fermée mais pas verrouillée, Tarik dort sur les fauteuils.

J'occupe la chambre 309, la fenêtre donne sur un puits de lumière et sur les climatiseurs à peine posés sur les grilles. En entrant la première fois dans la salle de bains, je n'ai pas vu le pommeau de la douche (en fait je cherchais un bac à douche ou une cabine de douche), il était au-dessus du toilette. Le lavabo est de marque « Duravit » (ça me fait rire) et pour le chauffe-eau c'est « Apollo ». Je suis à un étage de la terrasse, sur le bâtiment. J'ai emmené mon cahier jaune et de temps en temps j'écris mes premières impressions sur le Caire. Je tomberai bien amoureux de la jolie Nagwa, mais je ne la connais pas, elle est peut-être fiancée ou autre et je ne suis là qu'en vacances, en tout cas je suis sous le charme de son regard et de sa beauté.

Julien part pour Alexandrie, avant d'aller dans le Sinaï, avec son gros sac à dos et ses deux ans de tour du monde. Et moi en bon donneur de conseils, je lui dis de voir le plus de gens possible, et en tant que grand voyageur, je lui dis qu'on est jamais seul sur la route... en particulier dans les salles de réception des hôtels ; il y en a de très particuliers (notamment en Roumanie), ici c'était confortable et très propre, quelques fauteuils et quatre tables basses, il y a un accès à internet mais les deux PC ne fonctionnent pas, la plupart des clients ont un PC portable. Dominique, un français du Nord, me raconte un peu sa vie en France, dans la sécurité (il est gardien). Dans « *la ville aux mille minarets* », nous en venons à parler de Dieu, moi je ne connais que Sœur Emmanuelle, il me dit qu'il s'est converti à l'Islam et que depuis il s'en porte beaucoup mieux. De but en blanc, il me dit que je dois arrêter de fumer du haschich (alors que je n'ai pas fumé depuis que je suis sur le sol égyptien et je ne pense pas y avoir fait allusion. J'avais bien sur pensé à demander à Mohammed le voyagiste s'il ne pouvait pas m'en procurer, mais les tarifs qu'il m'indiquait étaient inabordables)... Il me dit que l'on se sent beaucoup mieux sans et qu'il est passé par là. Il s'en va en me disant « *à plus tard.* » C'est étrange lorsqu'un inconnu vous dit ça. Par acquis de conscience je m'en procure finalement par l'intermédiaire du tenant du cybercafé, Je m'en roule un et je jette le reste dans les toilettes.

Un des meilleurs endroits de l'hôtel reste la terrasse, on monte les cinq ou six étages qui mènent sur le toit de l'immeuble, on peut voir le quartier bien sûr, la rue qui donne sur l'entrée et les travaux sur l'immeuble d'à côté, il y a deux tentes : une recouverte de paille avec des bancs pas très confortables, mais bien éclairée, et l'autre recouverte de toile avec des canapés moelleux, idéale pour faire la sieste. Il y a également deux lavabos, un placard ouvert à moitié, rempli de chichas et une buanderie, où j'aperçois de temps en temps Nagwa étendre le linge. La plupart du temps, il n'y avait personne, surtout le soir. On peut voir sur un immeuble proche un pigeonnier abritant quelques centaines d'individus, le pigeonnier est gardé par un rottweiler.

Monsieur Mustafa, le propriétaire de l'hôtel, un soir alors que je suis assis sur une chaise posée au bord de la rue, à l'entrée, m'interpelle en me disant que je lui ai volé sa chaise et avec un air tout à fait sérieux, me dit qu'il lui faut seize chaises. Je reste là, j'acquiesce mais je ne comprends rien à ce qu'il dit, pourtant il parle bien en français. Il s'en va énervé et, à ce jour, je n'ai toujours pas compris. Quelques jours auparavant, un jeune couple parisien s'était moqué de lui, Mr Mustafa avait voulu entamer une conversation avec eux en lançant : « *moi quand je parle en français je peux parler avec les oiseaux* », on pouvait en voir dans les arbres en face. Et le parisien qui ressemblait à Dany Boon lui rétorqua : « *moi c'est avec les chèvres que je parle* », le proprio rigolait jaune. Moi, j'aimais bien être assis à l'entrée buvant un thé et fumant une cigarette.

Pour parler plus pertinemment de mes psychoses en Égypte, je crois qu'il est bon de commencer par le début. Ma première crise psychotique sérieuse s'est déroulée lors du mois de janvier 2010 ; un soir, à Montluçon, j'ai eu l'impression que mon cerveau explosait, mais de délices. Déjà le conscient et l'inconscient. Je pense que le flot de dopamine produit par le cerveau dépend des émotions. Ma bibliothèque entière me parlait. L'Amour que je portais à une femme (presque mariée et enceinte), mon désir de rester à Montluçon, je prenais mes rêves pour des réalités (*Je rêvais d'un autre monde, Téléphone*). J'échangeais alors un courrier qui en témoigne, c'était il y a un an :

Première lettre

(*Dame, Dame Polnareff*)

Deux jours après le début de la crise.

Ma nuit de feu, ma première nuit de feu dans cette vie. Une femme m'a parlé. Elle m'a tout fait comprendre en quelques mots doucement, sans le savoir. Je me suis compris moi, j'ai compris mes blocages, mon enfance, mes parents, (la coquille est brisée, il n'y a que toi et elle qui m'ont dit ce mot) mes deux ans de voyages, ma prise de conscience petit à petit, beaucoup grâce à toi. Comme un Lego, tout s'emboîte, tous les signes, toutes les coïncidences. Je sais pourquoi je suis parti, je sais pourquoi je suis à *****. Je la connais, je l'aime, j'ai retrouvé mon âme sœur, je te raconterai tout, tous les signes, gros comme une maison. Je lui ai tout dit, tout.

Je lui ai demandé si j'étais fou, elle m'a dit que je n'étais pas fou. Elle avait sa vie, elle aime un homme, elle attend un enfant de lui, je sais qu'elle m'aime. Je n'ai eu besoin que d'effleurer ses cheveux pour tout comprendre. Nous n'avons pas fait l'amour, je l'ai juste embrassée sur la joue et mon Dieu. Je sais qu'elle a son chemin à faire, je sais qu'elle doit rendre l'homme avec qui elle vit heureux, je sais que j'ai changé sa vie, je sais que je la retrouverai, je sais que je l'attends, je sais que je construis la maison où elle vivra avec ses enfants et ceux des autres. Je l'ai retrouvée, je l'attendrai. J'ai peur pour elle, je prie pour elle, je donnerai ma vie pour elle. Je sais que nous allons être séparés, je sais qu'elle est mon égale, mon âme sœur. Je rêve éveillé, je ne sais pas si je dois tout lui dire, je ne veux rien brusquer, je ne veux pas qu'elle ait peur, je prie, je lui ai trouvé un ange gardien, une petite bonne femme dont je reparlerai. Je ne veux pas qu'elle frise la folie comme je l'ai fait, je ne veux pas qu'elle passe par ce chemin-là, et ça je ne lui ai pas tout dit. Alors je prie de tout mon cœur. Je dois l'aider ici, je veux lui donner à lire La reine de Sabbat et Aria Marcella. Je ne lui dis plus rien, mais je serai là pour elle. Je lui ai tout dit parce que je ne voulais pas passer à côté, je ne voulais pas la rater. Je rêve éveillé. Je sais que je dois écouter mon cœur, mais j'ai encore besoin de conseils.

Tout ce que je fais, je le fais grâce à elle.

Je lui ai livré mon âme et j'ai encore compris. Et je rêve éveillé. Je crois plus que jamais en La vie de nos maîtres.

J'ai réfléchi pendant vingt-sept ans, je sais que je dois agir, que je dois commencer autour de moi ; les signes, encore les signes. Donner de l'amour, rendre les gens heureux, leur donner des raisons de vivre. Les hommes ont oublié qu'ils étaient des dieux, que nous sommes notre église (mosquée, temple, ou synagogue), que l'Amour est en nous. Je sais que je ne suis qu'un homme. Mais j'ai mon programme, mon panthéon (Sœur Emmanuelle, abbé Pierre, Coluche), mes troubadours (Kent, La rue Kétanoue, Polnareff, Gérard Darmon). Il y a à Archignat beaucoup de gens qui ont besoin de raison de vivre, tout simplement. Je rêve éveillé, je veux donner de l'amour. Il y a un restaurant, la partie "commerciale" est gérée par une personne qui ne s'aperçoit pas de ce que les gens lui donnent, il prend. Il y a une serveuse, l'ange gardien, elle n'a pas eue une vie heureuse, mais elle est belle, elle donne, je l'aime. Il y a deux ou trois personnes, des pochtrons mais qui donnent, je veux leur donner mon amitié, et bien sûr c'est là que j'ai rencontré celle que j'aime. On peut donner une joie de vivre à cet endroit, une âme. Et que cette joie, cet amour rayonnent. Je rêve éveillé. Je sais que c'est un conte, mais j'y crois de tout mon cœur. Je ne sais pas encore comment ça va se faire mais j'y crois. Et pour agir dans ce sens-là, je dois redescendre les pieds sur terre, d'abord en me concentrant sur le boulot ; il faut des moyens, je pars à Saint-Étienne dimanche. J'ai plus besoin que jamais d'aide. Et je ne sais pas encore tout ce que je te dois. Suis-je fou ?

Dans les pas de Dieu, le royaume des cieux appartient aux enfants, et heureux les simples d'esprit, c'est ce que je crois comprendre. Il faut juste donner de l'amour, c'est simple. Et après ça déborde. Facile comme job.

Cela s'est passé dans la nuit du 9 au 10 janvier 2010.

Deuxième lettre

Merci.

Je serai humble ne demanderai rien pour moi, j'ai compris qu'il fallait avoir confiance en celle que j'aime, j'ai compris qu'il fallait avoir confiance en Dieu comme un enfant, les mots sortent, je ne chercherai pas le pouvoir, je suis presque serein et apaisé. Je sais où je dois aller. Je réalise en ce moment-même, c'est simple, c'est clair, je n'oublierai pas. Je sais que j'ai dit tout haut la phrase de la prière d'Edgard Cayce une fois avec conviction, je sais sa force et toi aussi et pourquoi si peu de gens le savent. Alors que c'est si simple. Je suis fou et je le vis bien, je suis heureux, grisé, saoul, peut-être illuminé, mais serein. Je ne crains pas les mauvais et je leur parlerai à les faire pleurer. D'abord je dois parler à ceux que j'aime, à mes anges gardiens, je n'en ai pas un, j'en ai cent, j'en ai mille. Alors oui je suis fou et serein et je rêve éveillé, si cela s'appelle prêcher la bonne parole peut-être, mais je suis serein comme un gamin ; c'est simple, alors je ne change, pas je reste celui que je suis. J'ai grandi dans des HLM, avec des parents aimants, je sais d'où je viens. J'ai été laid dehors et beau dedans, j'ai vu le regard des gens. J'étais un crapaud, une princesse m'a embrassé, je me suis transformé. C'est simple, je vis un conte, un rêve, je me laisse guider. Je ne sais pas jusqu'où ça ira. Je n'ai pas lu la bible. Mais je sais que les voies du seigneur sont impénétrables. Les religions N'existent plus. Les gens ont besoin d'être heureux, il leur faut des Raisons de vivre. Coluche nous a montré que ça pouvait commencer par avoir une assiette bien remplie et avec des bonnes choses. Je ne sais pas comment ça va se goupiller mais j'ai confiance, je rigole.

Alors je te dis merci comme à un Ami qui a su me montrer le chemin, un de mes anges gardiens. Merci. Bon j'en dis pas plus parce que j'ai pleuré sur chaque mots que j'ai écrit et maintenant, je rigole, mais tranquille.

Et on a confiance en la vie, et on l'écrit chaque jour. MERCI.

« *Je suis la même que Marie, la même que ta mère, la même aussi que sous toutes les formes tu as toujours aimée. À chacune de tes épreuves, j'ai quitté l'un des masques dont je voile mes traits, et bientôt tu me verras telle que je suis...* » Gérard de Nerval.

Je suis dans les environs de Montluçon, dans un appartement qui appartenait à mon grand-père. Mon oncle Alain débarque d'Amérique. Nous parlons vraiment beaucoup, je lui livre beaucoup de moi-même, je lui fais lire tous les poèmes écrits sur mon cahier jaune, je lui parle encore. Est-ce qu'il me comprend, je ne sais pas. Mon oncle est un grand marcheur et il aime parcourir les chemins et les champs environnants, il a un terrain ou nous aimons nous rendre, il y a une belle vue sur les collines et une source d'eau au pied d'un chêne plus que centenaire. Nous faisons un petit parcours qui me semble initiatique, il me demande si l'eau de la source est potable. Et pour toute réponse je me jette dans l'eau glacée en croyant qu'à mon contact elle deviendrait potable. Un fou.

C'est dans cet état d'esprit que je vais me rendre à Saint-Étienne. Mon premier déplacement dans cette ville se fait aller-retour. J'appelle mon contact une fois arrivé à peu près dans le centre, je suis complètement perdu et il est déjà tard dans la nuit ; dans ma folie, je dis à cette femme censée m'accueillir que je l'écoute mais que je ne comprends pas ce qu'elle me dit. Je me gare, sors de la voiture et je me mets à courir à toute vitesse d'un bout à l'autre de l'avenue, crise de délirium, j'étais en pleine recherche d'un tabac ouvert, ils étaient tous fermés, j'enrageais. Je dansais dans la rue ivre de moi-même. J'abordais et suivais une femme qui sortait son chien, elle a le visage et les mains difformes mais cela ne m'effraie pas, je lui embrasse les mains et j'imite son chien (était-ce une hallucination ?) je me faisais narguer par des affiches d'un Che Guevara clownesque ou d'un Gainsbourg tirant sur sa clope, fumée blanche sur fond rouge. Je vois dans les différentes affiches, les yeux des mannequins qui me suivent de leurs regards noirs. Je remonte dans la voiture et je repars pour Montluçon à toute vitesse. En fait je n'étais pas si loin que ça de mon futur logis. Sur la route je me prends pour Memnoch le démon, je roule à deux cent kilomètres heure. En rentrant à Montluçon, j'en viens presque aux mains avec mon oncle Alain ; dans ma folie, je pensais qu'il avait vu ce qui c'était passé à Saint-Étienne et qu'il y était pour quelque chose (alors qu'il m'avait même recommandé avant de partir de prendre mes clopes), une plante tombe par terre, son pot éclate et je me calme. Le lendemain matin, nous discutons plus posément.

J'appelle mon futur prof de stage et lui dit que j'aurai quelques jours de retard. Avant de retourner à Saint-Étienne, je décide d'aller en « *pèlerinage* » sur la plage de Sainte Croix, près de Marseille ainsi que sur le Rocher de Vitrolles et de voir mes parents. Ma grand-mère paternelle, qui était alors chez ma sœur, me donne sa bible et je récupère un bâton de marche qui appartenait à mon grand-père. Cette fois, dans les publicités qu'on peut voir aux arrêts de car ou sur de grandes affiches, je ne vois que des sourires éclatants et des yeux noirs qui toujours me suivent. Mes parents me trouvent bizarre mais sans plus, un peu euphorique. Je me crois équipé pour pouvoir partir, bien sûr je ne réserve pas d'hôtel me disant que j'en trouverais bien un sur place. J'arrive en début de soirée à Saint-Étienne et je ne trouve pas un seul hôtel disponible... Je traîne dans les rues à la recherche d'un endroit où passer la nuit, je demande au passant si il n'en connaisse pas un dans les environs. Je tombe sur une personne qui m'offre l'hospitalité, j'accepte en lui précisant que je préfère les femmes, il me répond que lui aussi et nous partons vers son domicile. J'achète à sa demande un pack de bières. Une fois chez lui il me parle de religion, de légendes islamiques (deux Djinns qui creusent une caverne à l'intérieur de la terre etc...), plus le temps passe plus il boit et plus son intonation et son phrasé change, je ne reconnais presque pas la personne que j'ai interpellé dans la rue, il ne bégaye plus, même la couleur de ses yeux a changé : ils sont noirs. Je lui donne mon point de vue sur les religions. Il me demande qui je suis, je lui réponds naïvement que je suis un ami, il me dit « *tu en es sûr ?* ». Il boit et moi je fume des joints. Il me dit que l'alcool « *invite les esprits* ». Et il me parle encore de légendes dont je ne me souviens plus aujourd'hui. Une personne vraiment étrange, j'avais pourtant accepté son hospitalité, je ne le reconnaitrais pas dans la rue si je le croisais. Je quitte son logement au petit matin comme un voleur sans avoir dormi. Je ne me souviens même plus de son prénom et je serais incapable de retrouver son logement. Je ne sais plus où j'ai garé ma voiture, hier il m'avait comme prévenu : « *mon frère a la même voiture que toi, elle a fini à la fourrière* ». J'erre dans le centre, il y a du brouillard et je crois que je suis dans un autre siècle, je marche comme dans un rêve ne sachant pas ou je vais. Mes pas me guident d'une devanture de librairie à l'autre, avec beaucoup de sujets ésotériques du dix-neuvième siècle, ses rues me paraissent comme un sentier qui remonte à travers le temps, et ce brouillard. Nous sommes en janvier, en plein hiver et j'ai pourtant chaud...

Le soleil arrive enfin à traverser la masse nuageuse, je tombe sur un bistrot ouvert, le bar de Lyon, une cliente se tient à l'entrée, elle me fixe et sans que ses lèvres ne bougent j'entends : « *je t'ai guidé jusqu'ici* », je commence à avoir un peu mal au crâne...A l'intérieur je me sens tout de suite bien et je ne sais pas pourquoi, ou plutôt par timidité, je me mets au comptoir au lieu d'accoster cette belle étrangère, elle est assise à une table un peu plus loin. Je commande un café et lui en offre un. Je suis tout à fait conscient de l'état dans lequel je suis, j'ai l'impression d'être dans du coton et de rêver les yeux ouverts. Dans ma psychose, je sens alors des fourmillements agréables parcourir ma colonne vertébrale en va et vient jusqu'à mes organes génitaux ; cela à l'air de déplaire à la jeune femme qui, comme électrisée, commande un whisky au comptoir et qui aussitôt après l'avoir bu s'en va. Où est la réalité, où est la fiction, je ne le distingue plus. Un peu plus tard mon futur prof m'appelle sur mon téléphone, je lui dis que je suis perdu et je raccroche. Je reste au bar. Il se met à pleuvoir, je décide d'aller marcher un peu, je laisse mes affaires au bar (sac à dos et PC portable), mais en marchant une bonne heure je me perds et je n'arrive plus à retrouver mon bar. Et je me mets à pleurer dans les rues. Je rentre dans chaque église que je vois pour chercher quelqu'un à qui me confier, mais il n'y a jamais personne, pire j'ai l'impression de faire peur aux gens. Le seul homme en noir que je croise refuse de me parler. En marchant je maudis tout le monde, tous les passants que je croise, je pense qu'ils ne comprennent rien à rien, « *tous des cons* ». Je le hurle dans ma tête. Il est une heure de l'après-midi quand je retrouve le bar, les clients sont beaucoup plus nombreux. Je n'arrive pas à me calmer, intérieurement je bouillonne, j'appelle mes parents en leur disant que je suis perdu, mon père est prêt à venir me chercher. Je leur dis que je vais me débrouiller seul et je raccroche. Mais j'en suis incapable, ne serait-ce que de récupérer ma voiture à la fourrière. Je me sens comme un gamin de sept ans perdu loin de chez lui. Quelques clients se moquent de moi en me disant d'aller voir un psy, d'autres me rassurent en me disant que ça va finir par s'arranger. Mon prof me rappelle, il propose de venir me chercher là où je suis, j'accepte immédiatement. Je n'ai plus qu'à attendre. Un client m'interpelle : « *Eh tu veux refaire le monde depuis le début des origines, va donc dans les forêts !!* », je n'ai pas du tout envie de me battre, et pourtant... À son arrivée, Monsieur Edmond demande au barman si j'ai bu beaucoup d'alcool, il me croit saoul, il lui répond que non. J'étais très heureux d'être pris en charge par cette personne. On fait d'abord toutes les démarches pour récupérer mon véhicule et je lui parle beaucoup sur le chemin, bizarrement il ne prend pas peur. En fait lui aussi est passé par des psychoses schizophréniques, donc il gère un peu ; c'est un ancien industriel à la retraite qui donne des cours. Il me propose d'aller voir son docteur et nous y allons. Je suis encore capable de tenir un discours cohérent face à un médecin, il ne décèlera (descellera ?) rien d'anormal si ce n'est un peu de surexcitation s'accompagnant d'une tension un peu élevée.

Monsieur Edmond m'accompagne jusqu'à mon logement ; je l'avais pris sans le visiter sur ses conseils, c'est un studio mansardé de vingt mètres carrés avec juste un vasistas au plafond, très lugubre, une chambre de bonne au sixième étage d'un vieil immeuble sans ascenseur. Il ne reste pas plus longtemps. Je n'arrive pas à fermer l'œil de la nuit, je suis toujours dans cet état second. Je revis les dix derniers jours comme un rêve éveillé. Le lendemain matin je pars vers mon stage, vingt minutes en voiture.

Nous parlons exclusivement professionnellement, la journée se passe bien sauf que je m'endors en l'écoutant. Je ressors fatigué. Je vais faire quelques courses pour manger et j'achète un baladeur mp3. Je me sens traqué dans le magasin, comme si les gens parlaient de moi, crise de paranoïa. Je retourne dans ce logis miteux, il n'y a même pas d'eau chaude. Ce soir là je pleure beaucoup et je n'écoute même pas de musique, le bruit des voitures sur l'autoroute à coté en bruit de fond, comme une litanie. Je m'endors.

Nous sommes vendredi matin et au lieu de prendre la direction du stage, j'enquille directement l'autoroute pour Montluçon. Une fois sorti de l'agglomération je prends les nationales et je suis toujours dans mon rêve, je prends le temps de tout observer, arbres, champs, maisons, villages traversés (j'écoute *Passe à Ton Voisin, Ridan*). Je m'arrête pour prendre une bouteille d'eau, euphorie complète j'ai l'impression que tout me sourit.

J'arrive à Montluçon, il est l'heure de manger je file au restaurant. Je ne sais de quel organisme il s'agit, mais il y avait toute une tablée de personnes déficientes mentales, une dizaine encadrée de deux personnes valides. Je m'assois non loin d'eux. Et tout en mangeant, j'ai l'impression que tous ces fous lisent dans mes pensées et qu'ils m'insultent ! Cela me met hors de moi, je commence à les insulter à mon tour et je crie : « *je suis chez moi ici, vous n'avez pas le droit de m'attaquer chez moi* ». Mon oncle arrive et me trouve dans cet état pitoyable, prêt à me battre. Lucide, il me demande si je ne veux pas aller à l'hôpital, dans mon autre réalité je lui réponds que oui. Je lui donne même le numéro à composer, il appelle une ambulance et me voilà parti pour l'hôpital psychiatrique de Chatelard (trois semaines).

L'ambulancier s'appelle comme moi et je lui parle d'une quatrième grande religion à venir. Les jours sont longs dans ce vieil immeuble gris, dépourvu de véritable parc ; c'est un ensemble bétonné des années cinquante, lugubre et glauque à souhait. Mais on a le temps de penser. Je ne suis bien que lorsque je suis seul dans ma chambre et la nuit, le temps des rêves. Et des « *fous* » attachants dont l'un, complètement léthargique la plupart du temps et qui d'un coup se mettait à déclamer des poèmes magnifiques, Lionel ; ou un autre qui toujours avait un poste ou de quoi écouter de la musique ou encore un gitan mythomane et suicidaire, mais de bon conseil des fois. Dans les premiers temps, je croyais que tout l'état du service, patients compris, dépendait de mon état de santé ; à table je me mets à pleurer lorsque quelqu'un ne va pas bien. Le docteur psychiatre Moustapha Bouti est très compétent et malheureusement je ne lui accorde pas tout de suite ma confiance, je ne veux en faire qu'à ma tête, et elle est un peu malade. Le moteur ne tourne pas rond.

Après deux mois de convalescence auprès de mon oncle Alain à Montluçon je prends la décision de retourner en stage. Ce fut une très, très, très mauvaise idée. J'y allais sans conviction, sachant que quelque chose n'allait pas et je ne m'entendais pas avec Monsieur Edmond ; des gribouillis d'enfants, je reste une semaine et démissionne. Mon père vient me chercher et je retourne à la Petite Garrigue. Je perds un peu la face mais le retour au nid est salutaire.

Revenons en Égypte, le mardi 18 janvier 2011, Le Caire

Aujourd'hui, il pleut. J'ai choisi de commencer par l'Égypte car je pensais pouvoir toucher l'histoire d'une des plus anciennes civilisations et je n'aurai approché que les pyramides. Le reste est toujours dans les livres et sur internet, heureusement. La vie est comme posée sur une partition, peut-être en sommes-nous les chefs d'orchestre. Je n'ai jamais compris à quoi servait un chef d'orchestre planté devant ses musiciens. On vit cette petite musique, tous les jours.

« Et les gens qui dansaient étaient pris pour des fous par ceux qui n'entendaient pas la musique.» Nietzsche.

Il est midi passé et je vais voir Raouf dans son échoppe. Sur le passage dans une petite rue, je croise souvent un vieux monsieur vêtu de blanc ; à force de nous saluer, nous échangeons nos sourires et je vois toute la gentillesse du monde dans ses yeux, comme dans les yeux de ma grand-mère, au Gué de Bourg. Il me fait rentrer dans son magasin ; c'est le rez-de-chaussée de sa maison, il y a juste quelques bocaux sur son comptoir, je ne sais pas de quoi exactement et il me fait goûter ses cornichons, des condiments. Nous nous mettons tous les deux à rigoler de bon cœur, Il m'offre une cigarette Cléopatra (cinquante centimes d'euros le paquet, quatre pounds). En dehors de la boutique, le soleil est revenu et je m'aperçois que tous les gens portent des lunettes de soleil, sauf quelques personnes bizarrement de grande taille, mais vraiment grands, dans les deux mètres, quatre ou cinq dans l'espace d'un quart d'heure et tous les passants regardent dans notre direction même ceux avec des cannes blanches. Je me remets en chemin après avoir salué chaleureusement mon hôte, les rues sont tranquilles. Raouf a quelques clients, je regarde sa manière de travailler les abats ; les morceaux de cervelle passés dans la chapelure et frits dans l'huile bouillante sont très moelleux mais un peu écœurants ; les morceaux de reins avec des oignons, toujours frits dans l'huile, très bon et le meilleur (mais je n'ai pas compris ce que c'était comme partie) tout petits morceaux mélangés dans une sauce délicieuse, qui a mis longtemps pour être préparée bien sûr avec du pain pour se servir de cuillère. Après son service, nous allons fumer la chicha ou pipe à eau à côté. Il m'informe que son état de santé est mauvais, il a eu plusieurs malaises dans les derniers jours, il s'évanouit et se retrouve à l'hôpital. Je ne comprends pas sa maladie et les termes qu'il emploie pour me la décrire, mais il me dit que ses jours sont peut-être comptés, il en a les larmes aux yeux et, bien sûr, je me mets à pleurer avec lui. Nous nous donnons rendez-vous pour le soir-même.

L'après-midi, je me rends dans une mosquée non pas pour prier, mais pour goutter un peu de sérénité, celle où je me suis rendu a plus d'un millénaire d'existence avec son université : Al Azhar. Une mosquée ressemble plus à un espace ouvert ; on peut y voir des enfants, des familles, cela me semble être un vrai lieu de vie par rapport à nos cathédrales bien froides. Plus tard je me rends au cybercafé, j'échange quelques mots avec

Mathieu, un ami d'enfance, nous parlons des différences de cultures qu'il peut y avoir d'un bord à l'autre de la Méditerranée ; lui il rêve de partir bientôt en Syrie pour Damas et voir le Krak des chevaliers.

Je passe le début de soirée sur la chaise, dehors ; Tarik m'a gentiment amené une petite table basse avec un thé. Nagwa plaisante avec moi et me dit que je vais trop fumer de chichas mais, dans le même temps, me propose d'en fumer une sur la terrasse. Monsieur Mustafa, le propriétaire, se met à engueuler un de ses employés qui, plus loin sur la rue, lavait les voitures ; son comportement ne me plait pas. Il ne le lâche pas et continue de vociférer contre lui cinq bonnes minutes, lui le gros bourgeois contre un homme qui ne peut pas se permettre de se rebeller. Je me lève et donne un coup de main à ce pauvre homme dans sa nouvelle tâche, déplacer quelques palettes. Monsieur Mustafa est gêné, il décide d'intervenir en balayant un peu de son pied quelques gravats du trottoir ; lorsque nos regards se croisent, je vois des yeux noirs de haine, je lui fais un grand sourire. Et je file sur la terrasse avec Nagwa.

Elle nous prépare une chicha, nous ne pouvons pas beaucoup parler ensemble car je ne connais pas la langue arabe et elle n'a que quelques mots d'anglais, nous ne pouvons pas avoir une discussion très poussée mais c'est toujours marrant d'essayer de se faire comprendre, nous rions beaucoup. Elle doit s'en aller pour reprendre son boulot à la réception. Je reste seul en haut. Pour me dégourdir les jambes je fais quelques pas, et sous la deuxième tente je m'aperçois que tout est sens dessus-dessous ; il y a de la crasse par terre et deux vieilles lames de couteaux rouillées et il y règne une odeur de soufre incroyable. Je pousse les meubles pour passer d'un bout à l'autre, je me penche sur l'acrotère pour voir l'immeuble à côté, je n'en crois pas mes yeux, par rapport à la veille, les travaux ont plus qu'avancé : là où il n'y avait que planches et clous, il se trouve des tonnes d'acier prêtes pour couler le béton armé. Et cette odeur de soufre, j'ai l'impression de redécouvrir l'endroit ; je me dis que ces lieux sont hantés et qu'un exorciste serait bienvenu, pourquoi pas moi. Le rottweiler non loin aboie et j'aboie avec lui. J'entre plus profondément dans la psychose. Je dois être le bon samaritain de service, celui qui n'a pas peur d'affronter les injustices. Je ne trouve pas le moment précis où tout commence ou l'imaginaire prend le pas, mais ma colère monte contre les injustices de la vie en général, celle qui touche monsieur tout le monde.

Cela ne m'empêche pas de sortir de l'hôtel pour retrouver Raouf. Sur le chemin je croise de nombreux « *yeux noirs* » et le chef des chats du quartier, j'ai l'impression qu'il me suit, un matou blanc et roux toujours en train de se battre. J'essaie d'exposer à Raouf l'état second dans lequel je peux être, mais je n'ai pas assez de vocabulaire en anglais. Même en écrivant maintenant, en français, je n'arrive pas à retranscrire avec des mots mon état de conscience : euphorie, sentiment de dépassement de soi, le sentiment d'une grande puissance au-dessus de ma tête qui me protège, mes actes sont régis par ma pensée, le libre arbitre intervient et chaque décision est une petite épreuve, faire ce qui me semble juste ou non mais mes pas sont comme guidés, les petites coïncidences prennent sens. Mektoub.

La seule philosophie que je connaisse me vient de Sœur Emmanuelle, elle a écrit : « *Vivre, à quoi ça sert* », et cela est sans doute très prétentieux de ma part mais je crois qu'elle m'a beaucoup appris. Ce livre ne me quitte pas même en voyage. Et nous continuons de fumer des chichas mais ni Raouf ni moi n'avons envie de jouer aux échecs. Raouf me parle de sa religion et m'expose brièvement les différents anges, mon nom ressort. Et nous rigolons de mon futur. Raouf me montre un policier en civil qui vient d'entrer et de monter à l'étage mais il me dit que c'est plutôt un ami. J'essaie d'aller dans la pièce qui sert d'urinoir mais l'odeur y est tellement infecte qu'il me vient le haut de cœur sans arrêt. Fatigué, je décide de rentrer. Les rues sont claires et encore animées, la pleine lune est là. Comme durant la plupart de mon séjour, je n'ai plus vraiment la notion du temps. Je m'amuse à me perdre et à me retrouver dans les rues étroites du quartier, et puis il y a tous ceux qui travaillent, ici la nuit est vivante. Comme dans un rêve un cheval déboule avec son cavalier dans la rue. L'artère principale n'est pas loin, je me repère et arrive jusqu'à l'entrée de l'hôtel, Je croise le chat. Tout le monde est endormi. (*Pégase, Thomas Fersen*)

La nuit, parmi les deux cent chaines que l'on capte à la télé, on peut entendre les paroles du Coran et le lire sous-titré en français. Une sourate parle de personnes enfermées trois-cent-neuf ans dans une caverne, je ne me souviens que de cela, il faudra que je fasse des recherches, j'entends également parler plus tard de barre de fer et d'huile bouillante contre les ennemis de la foi. C'est l'ange Jibril qui apporte les saintes paroles du Coran à Mohamed, c'est le même ange, mais appelé Gabriel qui vient déjà voir Marie, mère du Christ. Il y a une suite qui me semble logique. Je lirai le Coran quand j'aurai un peu plus de cheveux blancs. Pour l'instant je n'ai pas encore assez appris. Je marche au feeling avec sœur Emmanuelle.

Ce matin je dors tard, je prends le petit déjeuner à onze heures trente, et je me crois toujours investi de faire le nettoyage des mauvais karmas dans les environs. Il pleut et je n'avais prévu qu'une petite veste qui est au sale ; au lieu d'attendre que le mauvais temps passe, je décide d'acheter un sweat, ça me fera un souvenir. Je me fais escroquer en achetant au moins deux fois la valeur réelle de l'objet. Le marchand a les yeux noirs mais sa mère est avec lui, et je m'apitoie lamentablement, je paie le prix fort, en *cadeau* il me donne un petit chat magnétique couleur cuivre avec les yeux bleus. Je sors avec le sweat-shirt sur le dos et le petit marchand qui essayait encore de me vendre je ne sais quoi. Je m'arrête à la mosquée El-Hussein, car j'ai envie de prier ; je m'assois contre un pilier. Je pars dans mes pensées. Dehors il pleut et je pleure. Lorsque je décide qu'il est temps de partir je m'aperçois qu'un homme me scrute des yeux, il a un regard noir et perçant et un petit sourire au coin des lèvres ; il me fait signe de la tête. Il me met très mal à l'aise et je m'en vais aussitôt, les yeux rougis par les larmes. Je me calme en me baladant, en allant écouter de la musique au cybercafé et en discutant avec Tarik de tout et de rien. Après avoir écrit un peu, je m'endors le reste de l'après-midi.

En face de l'hôtel il y a une petite pharmacie, j'ai les lèvres un peu cramées et j'achète un stick réparateur et un savon (de marque *Luna* et *Lux*), le pharmacien me rend en plus de la monnaie une pièce de dix piastres, je prends ça pour un *cadeau*, elle brille. J'ai maintenant *deux cadeaux* ; la pièce colle à l'aimant du chat. Il y a beaucoup de monde à l'hôtel et je rencontre un dénommé Jean-Paul, il a la soixantaine, les cheveux blancs et les yeux bleus ; aux premières intonations, je sens que sa voix m'apaise, il est voyagiste et attend son groupe de touristes pour descendre le Nil en felouque ; cela fait une vingtaine d'années qu'il parcourt l'Égypte, il parle très bien arabe, il me raconte quelques anecdotes vécues avec le peuple égyptien, notamment quant à leur comportement sur la route ; mais il me parle également de belles choses, il a traversé tout le Maghreb et la plupart des pays autour de la Méditerranée, c'est vraiment mon rêve, mes yeux s'illuminent et je pars dans mes rêveries. Qui n'a pas lu « *l'Alchimiste* » de Paulo Coelho ? Mon premier voyage en Afrique m'a permis de voir un peu de désert : l'Erg tunisien et j'en garde un très bon souvenir ; j'ai été à Tataouine. Mais comparé à ce que me raconte Jean-Paul, cela n'est vraiment pas grand-chose, cela me laisse entrevoir toutes les perspectives de voyages que l'on peut faire dans une vie. Je partirai de Marseille pour l'Espagne, l'Andalousie, je rejoindrai le Maroc, le Sahara jusqu'au Caire, descente du Nil sous les étoiles et le tour de la Méditerranée se continuerait par le Proche-Orient et la Turquie, la Grèce, l'Italie et retour en France. Et dire que j'ai l'occasion de discuter de ça avec quelqu'un en face de moi qui l'a fait. Il me reste à peu près trente-cinq ans pour réaliser ce voyage, c'est jouable. Mais à l'heure où j'écris, je dois avant tout régler ma dette envers mes parents avant de pouvoir financer un quelconque voyage.

Jean-Paul avait un travail qui me semblait être sympa et qui remplissait bien ses journées.

Je rejoins ma chambre sans avoir mangé ni être descendu voir Raouf. Je ne dors pas et laisse libre-court à mes pensées.

« *Tout vit, tout agit, tout se correspond; les rayons magnétiques émanés de moi-même et des autres traversent sans obstacle la chaîne infinie des choses créées ; c'est un réseau transparent qui couvre le monde, et dont les fils déliés se communiquent de proche en proche aux planètes et aux étoiles.* » *Gérard de Nerval.*

Je perds la notion du temps et du réel, je dois me protéger de je ne sais quel mal qui rode aux alentours. Je m'invente une prière composée en trois actes, d'abord je m'appuie les bras croisés contre un mur face à moi, il me semble que je dois réciter « *le Notre Père* » (je ne connaissais pas encore cette prière), c'est peut-être là mon mur des Lamentations. Ensuite, je me plie sur un genou un poing par terre, comme un chevalier et je récite un « *Je Vous Salue Marie* ». Pour finir je prie comme un musulman, mais au lieu de rester droit dans la première phase je prends la position de l'homme de Vitruve, puis je respire profondément en insufflant lentement, avec mon pouce et mon index joints qui suivent le long de mon corps de la tête aux pieds jusqu'à avoir la position prosternée les pieds joints. Ensuite je me mets à genoux et face contre le sol je remercie « *l'Incréé* ». C'est une pure invention de ma part, un délire total, mais je retrouve une certaine harmonie entre les actes et les paroles. La pratique d'un geste matérialise et renforce les paroles d'une prière, d'une idée parfois abstraite.

Je monte sur la terrasse, elle est éclairée. Je bois un coup d'eau au lavabo, sous la première tente quelques coussins ne sont plus sur les bancs, je les remets en place. Sous la deuxième tente tout est en ordre mais il y a toujours cette odeur très forte de soufre ; peut-être est-ce une hallucination olfactive, peut-être suis-je le seul à la sentir, je n'ai pas de témoin. Dans ma folie je m'apprête à devenir exorciste, je remplis un seau d'eau, j'y trempe mes mains et mon visage et mon Saint-Christophe et ma croix de vie égyptienne que j'ai autour du cou ; je crois l'eau par je ne sais quel miracle bénite, mon seau à la main, j'asperge l'intérieur de la tente et je respire comme un buffle comme pour avertir que je n'ai pas peur de ce soufre qui passe par mes poumons, je parle seul à haute voix, j'invoque mes anges gardiens. J'improvise un exorcisme, je crois qu'une mauvaise entité hante ces lieux, qui suis-je en train de combattre, je me perds dans mes rêves ou mes cauchemars mais je prends cela comme une étape à franchir, une épreuve à passer, les aboiements du chien sous le pigeonnier me rappellent le danger, mais je me sens assez fort pour affronter un rottweiler, dans mon imagination au moins. Je m'assois confortablement et fume une cigarette. Je me lance dans une conversation imaginaire comme si les fantômes pouvaient m'écouter, comme si mes paroles ou ma manière de voir le monde avait une quelconque importance, j'adresse mes paroles à la lune et aux étoiles, (*Hijo de la Luna, Mécano*). Je fredonne, je chante et le chien n'aboie plus et il n'y a plus d'odeur de soufre.

Je rejoins ma chambre et je lis le Coran sur la télé. Ensuite je rêve les yeux ouverts à un monde meilleur.

Je me lève la tête un peu dans le brouillard, il y a du monde à la réception. Je verse deux cuillères de thé dans un verre, Tarik me sert l'eau bouillante, mon verre se fissure sous l'effet de la chaleur ; Tarik rigole, il a les yeux francs. Il y a ce matin beaucoup « *d'yeux noirs* » qui me regardent les sourcils froncés, Tarik me dit de ne m'inquiéter de rien avec un sourire. Je croise Jean-Paul et je prends mon petit déjeuner avec lui, il me dit, ou je crois qu'il me dit, de faire attention aujourd'hui, d'être sur mes gardes en-dehors de l'hôtel, sans plus d'indication. Je ne lui parle ni de mon état de santé mentale, ni de mes ressentiments actuels, mais je lui dis que je comprends et que, comme d'habitude, de toute façon, je vais rester dans les parages. Il me dit que c'est une bonne manière de voyager. Moi je me sens comme dans un palais des « *Mille et une Nuits* » perdu dans un dédale d'escaliers et de pièces obscures ou lumineuses. Dans le regard des gens que je croise, je ne sais pas si je suis le seul à percevoir leur couleur et leur profondeur ; parmi les touristes, j'en distingue beaucoup qui ont les yeux tout à fait normaux, d'autres avec les « *yeux noirs* » dont je me méfie, et d'autres encore avec une « *lueur pâle* » je n'en avais jamais encore croisé mais leurs sourires francs me mettent en confiance. Et je suis grisé, tellement sûr de moi, sûr de ma force spirituelle, rien ne pourrait m'arrêter, mais je n'ai pas de but prédéfini sinon faire une rencontre avec moi-même. (*Le jeu de la folie, Hubert-Félix Thiéfaine*). Je me pose trente-six-mille questions en buvant mon thé les yeux perdus dans le vide. Jean-Paul en me parlant me remet les pieds sur terre, hier soir il n'a mangé que des pâtisseries, pas loin d'un kilo, cela me fait rire. Je ne vois pas Nagwa.

Je me rends non loin au cybercafé ; on entre par une porte coincée entre une petite mosquée et une boucherie, c'est en fait une pièce rectangulaire avec un bureau à l'entrée où se tient Hicham qui dirige le serveur et une dizaine de PC de chaque côté des murs, on paie deux pounds l'heure. Pour toute décoration, on peut voir ici et là sur les murs des personnages de *Walt Disney*. L'intérieur baigne dans une semi-obscurité, il n'y a pas de fenêtres. Hicham a les yeux noirs, je sais qu'il aime l'argent, mais il m'a déjà rendu service et je suis sûr qu'il n'est pas mauvais dans le fond. Après quelques échanges de politesse (il me propose une bouteille de whisky à acheter, je refuse je n'ai jamais vraiment aimé l'alcool) je m'installe juste à côté du bureau, j'ouvre ma messagerie j'envoie un ou deux mails, je recherche la prière « *Notre Père Qui Es Aux Cieux* », je la trouve et sors mon calepin et mon stylo qui ne me quittent pas. C'est à ce moment que ma perception change, s'égare, la musique et les bruits qui ne me dérangeaient pas maintenant m'agressent, je n'ai pas beaucoup de place pour écrire ; j'entends les aboiements d'un gros chien dans mon dos, je me retourne, c'est Hicham qui aboie et me lance un sourire nargueur, je me remets à écrire quelques mots, j'ai l'impression de peiner. Je me retourne et je vois les *yeux noirs* dans un enfant de six ou sept ans, là j'ai peur et je hurle à plein poumons « *Pas les enfants !!* » deux ou trois fois d'affilée. Je termine d'écrire la prière et je la récite à haute voix, je suis seul à m'entendre dans tout ce bruit. De nombreux gamins entrent et envahissent les chaises ; à ma gauche, l'un d'eux joue au jeu de guerre et à ma droite, un petit bonhomme joue à des jeux plus paisibles. Je sens une main sur mon épaule, c'est Hicham il me dit « *You are a good man* », je lui réponds en français « *toi aussi quand tu veux* », comme deux adversaires après un combat de boxe bref mais intense. Le fil du temps reprend son cours.

Je retourne à l'hôtel, je monte dans ma chambre et j'attends l'appel du muezzin, je me demande comment je ferai en France pour connaitre l'heure des cinq prières quotidiennes. Et pour entendre de si beaux appels à la prière.

J'écris un peu sur mon cahier jaune et je m'endors.

Je me réveille, il fait déjà nuit. Je pars à la rencontre de Raouf, il est en train de fumer la chicha, je ne distingue rien d'anormal. J'essaye de lui relater mes dernières aventures. Il me dit que c'est peut-être mon destin et que je ne suis pas fou, il croit aux forces de l'esprit. Nous discutons longuement. Je ressors de cette discussion plus apaisé, Raouf me calme. Il m'invite à manger demain midi dans son échoppe. J'accepte avec plaisir. Et nous fumons et nous rêvons à un monde meilleur, une société plus équilibrée : un toit correct, de quoi manger à sa faim, un peu de temps pour soi, assez d'argent pour se payer le nécessaire et un peu de superflu. Nous nous rêvons citoyens d'un nouveau pôle euro-méditerranéen, tous les pays autour de la Méditerranée dans un élan commun. Mais nous ne faisons que refaire le monde à coup de grandes et jolies idées. Une utopie quasiment irréalisable, tant il reste de murs à franchir, d'idées préconçues à faire tomber des deux côtés des rives.

Je ne sais plus l'heure qu'il est quand je rentre à l'hôtel. Je ne sais plus si je m'endors ou non, mais le matin arrive vite.

Vendredi 21 Janvier 2011,

Je tape dans la main de Nagwa avec un grand sourire, elle sait que je ne mange ni légume ni œuf le matin et ce matin je ne prendrai même qu'un café ; il y a beaucoup d'agitation, beaucoup de monde à la réception, je sors et fume une cigarette, le chat blanc et roux est toujours dans les parages, il fait bon, je me sens bien. Je traîne lentement dans les rues avant d'aller manger avec Raouf. Je me demande à quoi je serai confronté aujourd'hui... J'arrive un peu en avance Raouf n'est pas encore là, il y a deux tables devant l'échoppe, un journal posé sur l'une d'elle. Naturellement je ne lis pas l'arabe mais je le feuillette tout de même. Je tombe sur une photo de Moubarak qui m'apparait complètement transformé tel le visage d'un démon (ou l'idée que l'on peut s'en faire), je pose tout de suite le journal. Le temps de fumer une cigarette et Raouf arrive avec des sacs de viande. Il ouvre sa cuisine et s'attelle tout de suite à la préparation, ce matin il est en retard mais cela n'a pas vraiment d'importance. Il a tout de même l'air un peu soucieux. Le fils de Mahmoud arrive au volant d'une grosse voiture, trois personnes en sortent, deux d'entre eux s'installent directement à une table, je les vois brandir chacun une liasse de billets et la montrer ostensiblement. Leurs visages prennent les traits bestiaux de porcs. Je ne prends pas peur. Le ciel est bizarre, les couleurs irréelles, quand tout semble fantastique autour de soi, ce ne sont pas quelques hallucinations hideuses qui dénotent dans le tableau. Cependant je ne traine pas et rejoins immédiatement Raouf dans sa cuisine. J'essaie de concentrer mon attention sur des choses simples. Raouf découpe de la viande et je remue les aliments dans l'huile bouillante. Raouf ébauche enfin un sourire. Il me demande en rigolant si je suis pressé de manger. Je lui réponds :

-    Bien sûr que non mais j'ai besoin de me rassurer et qu'en ce moment-même je ne contrôle pas mes hallucinations (si cela est possible un jour).

-    Calme-toi ! Tu es en sécurité ici, il ne peut rien t'arriver, fais attention avec l'huile quand même. Et quelles sont tes visions ?

-    L'ambiance de la ville me semble surréaliste, je vois les couleurs avec un contraste inhabituel pour moi, les bruits de la ville et des passants, les odeurs... mes sens me semblent exacerbés. Tu vois la couleur du ciel, tu vois ?! Qui sont les hommes déjà attablés ? Cherchent-ils les ennuis ?

-    Ce sont les sbires du fils à Mahmoud, ne t'occupe pas de leurs affaires, ils ne sont pas très fréquentables. Pour ce que tu ressens et perçois, ne t'inquiète pas, tu ne risques rien ici, tu es le seul qui puisse te faire du mal. Reste cool, don't worry, be happy. Tu as des anges gardiens puissants et personne ne s'y risquera.

-    C'est-à-dire que je ne suis pas tout à fait habitué, doux euphémisme, à voir une autre réalité que celle des gens ordinaires. Après deux semaines dans ton pays, j'ai pris une claque culturelle et j'ai perdu mes repères. Mes pas dans l'inconnu me font un peu peur, mais ils offrent des sensations tellement grisantes.

-    On ne connait pas les capacités du cerveau... et de L'âme... C'est prêt, je vais servir les clients.

Je suis Raouf du regard servir ses deux clients ; ils m'apparaissent toujours le visage déformé, mais je ne dois pas en avoir peur. J'essaie de me concentrer sur ma respiration, je dois me contrôler et ne pas me laisser envahir par mes sensations. L'euphorie ne s'estompe pas, mais j'ai les idées plus claires. Je sors fumer une cigarette. Raouf me demande si tout va bien. Je lui réponds en rigolant que je maitrise presque la situation. Je sais que je suis atteint d'une maladie mentale depuis le mois de janvier 2010 et je pensais pouvoir me passer de médicament. Mon injection tous les quinze jours permettait de contrôler le taux de dopamine émis par mon cerveau et cela fait deux mois que je m'en passe. Retour de bâton. Ma réalité m'emmène dans un monde fantastique.

Raouf me demande si je veux m'installer et manger. Cela fait quatre jours que je ne mange que le matin et que je ne me nourris de presque rien. Raouf me sert copieusement. Je me régale. L'appétit a pris le pas et je ne fais plus attention à ce qu'il y a autour de moi, je suis un goinfre. Que c'est bon de manger quand on a faim. Raouf mange un morceau, debout entre deux clients.

Il me vient l'envie de rester seul. Je m'apprête à partir. Je ne le sais pas encore mais c'est la dernière fois que je vois Raouf. Il essaie de me retenir, il me dit que je ne dois pas être pressé, que j'ai le temps, il me retient par l'épaule mais je ne l'écoute pas. Ce n'est pas que je ne me sente pas bien, mais l'envie d'être seul est plus grande. Aujourd'hui, je regrette de ne pas avoir fumé une dernière chicha avec lui, mais c'est le destin. Je garde le souvenir d'un personnage très gentil, un peu philosophe. Je lui ai laissé mes coordonnées mail mais à ce jour, et je le regrette, je n'ai pas de nouvelle de lui.

Je retourne à l'hôtel en me mettant dans les pas des inconnus qui me précèdent, il y a foule dans les avenues et les rues du Caire. Je rejoins l'hôtel, Mohamed le voyagiste est seul à la réception ; il compte une énorme liasse de billets, ses yeux sont exorbités et il a un rictus au coin des lèvres. Je lui renvoie un sourire inquiet, il me dit que tout n'a jamais été aussi bien. Je coupe court à la conversation et monte dans ma chambre. Enfin seul. Je prends une douche, m'allonge un peu, je m'apaise. J'écris dans mon cahier jaune.

Je suis assis sur le lit avec dans les mains le chat magnétique et la pièce de dix piastres. À force de réfléchir sur des symboles, je me dis que je ne dois pas avoir de cadeau de qui que ce soit, je jette le chat dans la poubelle et mets la pièce couleur argent dans une chaussure d'enfant accolée à la porte d'une chambre voisine. L'appel du muezzin arrive, au début le chant est normal, mais peu à peu cela n'est plus un chant mais une série de phrases sur un ton monotone, comme un cafouillage très laid. Tout s'arrête. Je commence tout de même ma prière. La nuit arrive, je m'endors dans mes pensées.

Je me réveille, je ne sais pas combien de temps j'ai dormi, mais j'ai faim et j'ai très envie d'une délicieuse pizza. Je descends, Tarik est à la réception, il est minuit passé, je n'aperçois personne d'autre que je connaisse. Nous échangeons quelques banalités, je lui parle de l'appel du muezzin, il me dit qu'il n'a pas fait attention mais qu'en ce moment tout le monde est un peu fou, je lui dis que c'est la pleine lune en rigolant.

La pizzeria est à deux minutes à pied de l'hôtel vers l'artère principale. Dans les rues on peut voir les tourneurs fraiseurs qui travaillent encore ainsi que les marchands d'oranges. Il fait bon, les odeurs sentent bon, j'adore cette ambiance. Lorsque j'arrive, je vois à une table sur le trottoir, un homme qui a le port de tête d'un « *Roi Pharaon* » tout droit sorti de l'antiquité ; je reste fasciné par ce visage, je m'approche de l'entrée, je croise son regard et vois des yeux étincelants, « *l'iris marron doré à l'intérieur et d'un blanc qui brille autour* ». Il esquisse un sourire chaleureux, je le lui renvoie et baisse la tête et les yeux, je ne sais pas qui il est mais il me semble devoir le respecter. J'adresse un « *Salam Aleikoum* » à haute voix et on me le retourne. Je commande ma pizza normalement en leur demandant de ne pas mettre de piment, je fais quelques grimaces et le commerçant rigole. À emporter, c'est prêt dans dix minutes. Je ne peux pas m'empêcher de voir ce scintillement dans les yeux de ce roi improbable. À sa manière de manger, il a bon appétit, je ne sais pas ce qu'il déguste mais ça a l'air délicieux, je n'ose pas lui en demander un morceau pour goûter. À ma suite un client arrive bizarrement vêtu, casquette rouge, veste rouge, jeans et chaussures rouges. Il a les *yeux noirs,* il sort une liasse de billets de sa poche et la froisse entre son pouce et son index, je le regarde fixement et longtemps mais il ne croise pas mon regard. Je me mets à chanter « *Could You Be Loved ?* » De Bob Marley, je lui chante dans les oreilles mais il ne réagit toujours pas. Moi je suis euphorique, le vendeur me dit de ne pas trop en faire, rester calme, j'acquiesce volontiers. Je me vois comme dans un film, le scénariste et réalisateur n'étant autre que mon inconscient. Je suis mort de rire en attendant ma pizza. Dix pounds, c'est prêt. Je ne reste pas ; comme cet après-midi je préfère retourner à l'hôtel après avoir salué le vendeur et l'homme attablé. De retour à l'hôtel, j'en propose un morceau à Tarik mais il refuse poliment. Je m'installe sur la terrasse et je me régale, je ne sais pas comment est faite la pâte, mais c'est délicieux. Le reste de la nuit se passe sans problème. (*Toujours, Massilia Sound System*).

Samedi 22 Janvier 2011,

Il est déjà tard et je me lève pour prendre le petit déjeuner, j'ai l'impression d'être chargé à bloc. Généralement, le matin je suis plutôt à prendre avec des pincettes, mais là je suis particulièrement énervé. Que m'arrive-t-il ? Et si je n'arrivais pas à me contrôler physiquement ? Jusqu'à maintenant je ne me suis pas fait piéger. Prise de confiance, adrénaline, mélange des genres et des idées, je me sers mon café et me dirige vers la première personne aux *yeux noirs* que je croise, je m'assois en face d'elle et je demande à haute voix :
- Comment dit-on « *pardon* » en arabe ? À une table à côté on me répond « *afouane* ».

Je dis à la personne en face de moi de dire « *afouane Allah* ». Il me répond non de la tête avec un air hébété. Je lui crie dessus, je le lui hurle à la figure, il finit par prononcer ces deux mots. Je vois toujours des *yeux noirs* mais il a l'air apeuré. Je ne fais pas attention au spectacle que je donne à toutes les personnes présentes à la réception. Je finis mon café et remonte dans ma chambre, personne n'ose m'interpeller.

Je me perds dans le dédale de la folie, cette personne à qui j'ai fait peur existe-t-elle bien ou est-ce une hallucination ? Je n'arrive pas à me calmer sur l'instant. Je prends une douche, je pratique mes prières, me concentre sur ma respiration. Je m'apaise petit à petit mais je me sens fort et l'adrénaline est prête à repartir dans les tours. Je me sens bien, seul allongé. Hors de question de dormir, je repense et je revis les quinze derniers jours, ça fait pas mal d'événements à digérer. La solitude à ses limites, j'aurais aimé connaître quelqu'un qui soit passé par là et qui aurait pu me guider à travers ce méandre, ce labyrinthe de pensées, de symboles ; je ne peux me résoudre à l'idée qu'ils n'appartiennent qu'à moi, cette autre réalité je ne dois pas être le seul à la voir ou alors suis-je fou. Je dois me réconcilier avec moi-même. Non je ne suis pas fou ou il y en a eu bien d'autres avant moi ; peut-être me suis-je trop laissé influencer par Umberto Eco ou Paulo Coelho ou René Guénon, Pascal à travers Sœur Emmanuelle, Anne Rice, Hugo, Nerval, Théophile Gautier, Fabre d'Olivet, Schuré, et bien d'autres encore. Tout se bouscule, mes pensées vont trop vite. Je prends le livre de Sœur Emmanuelle, elle a transformé une sentence de Marc Aurèle en prière : « *Dieu donne-moi la sérénité d'accepter ce que je ne peux pas faire, la force de réaliser ce que je peux faire, la sagesse pour discerner entre les deux.* » Tout se calme aussitôt. (*Panorama, Kent*). Nous avons oublié le pouvoir des mots.

Deux heures se sont écoulées, je redescends. Aujourd'hui je n'ai vu ni Nagwa ni Tarik. À l'entrée a été installée une terrasse faite de palettes et d'un tapis rouge et de quatre tables, des clients prennent leur collation. Un groupe d'une dizaine de personnes se dirige vers l'hôtel, ils ont tous les *yeux noirs*. Je ne suis pas tout à fait conscient de ce que je vais faire, c'est plus fort que moi. Une fois à ma hauteur je mets un coup de pied au derrière d'une personne. C'est pire que si je lui avais craché dessus. À partir de là tout va très vite. Mon geste très mal placé provoque la colère, et un brouhaha se forme autour de moi. J'en viens aux mains avec Mohammed le voyagiste, je refuse de me battre et je ne fais que le repousser violemment. Je m'échappe dans ma chambre.

Une demi-heure plus tard, je suis assis sur le lit une femme frappe à ma porte, elle se présente comme étant une infirmière. Elle me dit qu'elle a eu mes parents au téléphone, elle me demande si ça va et si j'ai pris mes médicaments. Sa voix m'apaise. Je lui dis que cela va mieux. Elle demande quand est-ce que je dois rentrer en France. Mon retour était prévu le mardi prochain dans quelques jours :

- Il faut avancer votre retour en France
- Je suis d'accord. Pouvez-vous m'aider, je ne suis pas dans mon état normal je suis en pleine psychose schizophrénique. Amenez-moi à l'aéroport, s'il vous plaît.
- Je vous attends dans un quart d'heure en bas.

J'éprouve un soulagement en même temps je ressens des sentiments bien contraires, la force dans ma foi et la peur de mon avenir proche, comme si j'avançais dans un brouillard épais. Tout cela est si précipité. J'effectue encore mes prières. Je suis équipé léger, je suis prêt pour partir. Un dernier coup d'œil à la chambre et je ferme la porte à clef. Dans l'escalier, un homme au type Indien, cheveux poivre et sel, avec « *les yeux brillants d'une lueur grise/ bleue pâle* » me précède de quelques pas ; arrivé au premier étage, je pose ma main gauche sur son épaule droite, il se retourne en esquissant un sourire. Il

me dit « *see you later man* ». Je ne fais pas attention à l'assemblée qu'il y a à la réception. Je vois tout de suite l'infirmière elle me dit que mon père est au téléphone :
- Allo Papa.
- Comment vas-tu mon fils, tu as pris tes médicaments ?
- Oui, j'ai pris mon médicament (mes prières sont ce que j'appelais alors mes médicaments)
- Rentre le plus tôt possible, tu as fait du mal à beaucoup de gens. Fais attention à toi
- Ok, ça marche. À bientôt.

Et je raccroche sans plus d'explication. Avant de monter dans la voiture je vois Mohammed, avec les yeux rougis et le regard blême. C'est à lui que j'aurais peut-être dû demander de l'aide en premier, il y a déjà quelques jours. Mais les événements en ont voulu autrement, c'est ainsi. Nous voilà partis pour l'aéroport.

La crise psychologique ne me fait voir que le côté sombre des individus ou le fait ressortir, le Ying et le Yang. Monsieur Mustafa m'avait tendu la main et je l'avais refusée, la confiance est chose rare. J'ai eu tort. Son établissement est le meilleur endroit pour découvrir Al-Qāhira. Arabian Night Hôtel est un refuge, un havre pour voyageurs.

Une fois sur place, elle ne me laisse pas seul dans ce grand aéroport, elle m'aide à trouver l'agence de ma compagnie aérienne pour échanger le billet, le prochain vol n'est que le lendemain. Elle parle très bien arabe. *« Elle me tient toujours par la main »*, elle m'aide à trouver un hôtel et un taxi. Je me laisse entendre je ne sais pas pourquoi que c'est la femme de monsieur Mustafa, le propriétaire de l'hôtel. Je ne sais pas si je l'ai assez remerciée pour sa gentillesse et le temps qu'elle a pris pour s'occuper de moi. Vu mon état de conscience, j'aurais mieux fait de rester le reste de l'après-midi et la nuit à l'aéroport à attendre mon vol. Les livres ou pounds égyptiennes me brulent les doigts.

Je prends le taxi pour le nouvel hôtel, le chauffeur a le regard attristé, on dirait qu'il vient de pleurer mais il a les *yeux noirs*. Le trajet dure quarante minutes. Je me dis qu'il ne faut pas regarder en arrière, je dois faire de l'avant. Je me sens profondément installé dans la psychose, je dis au chauffeur que demain il peut venir me chercher avec l'apparence de Bob Marley dans une Coccinelle rose, je suis mort de rire. Je lui demande comment il voit mes yeux, il me regarde mais ne me répond pas.

- Moi je vois tes yeux d'un noir profond, je ne distingue plus l'iris de la pupille et le blanc vacille entre le grisâtre et le noir. Et je ne peux pas m'empêcher de ne pas avoir confiance en toi.

- Pourquoi ? me demande-t-il.

- La peur. Le noir symbolise tout ce qui a trait aux ténèbres.

- Il fait aussi ressortir les autres couleurs.

- C'est vrai. (Je pense à un arc-en-ciel qu'on verrait apparaitre sur fond de nuages noirs). Mais il n'empêche que je ne m'y habitue toujours pas.

Nous arrivons à l'hôtel. Il me suit jusqu'à la réception, parle à la femme qui est à l'accueil qui me donne ma clef. Je n'ai plus d'argent sur moi et n'ai rien à lui donner en pourboire.

J'occupe la chambre 607. Je suis en plein délire, sur mon palier, avant d'entrer, je vois deux plateaux de nourriture au premier coup d'œil assez appétissants, des plats fumants. Je lève les yeux sur le numéro de ma porte, mon regard se reporte sur les plateaux : les assiettes sont vides et sales, les verres renversés, il n'y a plus que les restes. Bon appétit bien sûr. Encore une hallucination. Putain où ai-je mis les pieds. La chambre est poussiéreuse, il y a deux petits lits, un vieux réfrigérateur débranché, une télé que je n'arrive pas à faire marcher. Je me dis que je dois rester barricader dans ma chambre. Je regarde par la fenêtre le soleil se coucher, je vois un paysage improbable : sur la gauche, en arrière-plan, un vieux quartier fait de tours sombres imposantes ou l'on pourrait s'imaginer que tout ce qu'il y a de mauvais et de plus terrible demeurent, au centre des bâtiments plus neutres, et au premier plan sur la droite un immeuble avec sur la façade un soleil et un arc-en-ciel dessinés.

Les heures passent. De la musique « *techno trans goa* » arrive jusqu'à ma chambre, elle vient de je ne sais où. Je me tourne et me retourne dans mon lit. Je me laisse porter par la musique. Dans un état de demi-conscience, il m'arrive une expérience extraordinaire, ce qui me semble être un voyage astral ; je me vois assis en tailleur décoller au-dessus du lit, je vois des couleurs allant du rose au violet. J'ai peur, je crie « je veux rester dans mon corps ». J'ouvre les yeux, je suis allongé sur mon lit. Cela n'était peut-être qu'un rêve, mais cela avait l'air si réel. Cela n'a peut-être duré qu'une minute maximum, pour moi ce fut une éternité.

Je n'arrive pas à fermer l'œil du reste de la nuit. J'attends que le soleil se lève.

Dimanche 23 Janvier 2011, Une longue journée...

Je descends à la réception et je n'avale qu'un café et le sac sur le dos je m'en vais. Si j'avais été dans un état normal, j'aurais demandé un taxi pour me mener à un distributeur de monnaie puis à l'aéroport. Mais dans ma folie, je me dis que je ne peux avoir confiance en personne. Je m'en vais à pied vers je ne sais où. Je prends une direction au hasard et je marche. Je me sens un peu comme lorsque j'étais perdu dans les rues de Saint-Étienne, mais là je ne panique pas. Je sais que j'ai un avion à prendre cet après-midi, peut-être vais-je le rater mais cela n'a pas d'importance. Je ne sais pas dans quel quartier je suis. Les rues sont bizarrement désertes, cela me semble presque anormal, l'ambiance est pesante. Pas de circulation au Caire, pas de bruit.

Je continue de marcher sur les avenues, dans un état second. J'arrive à l'entrée de ce qui me semble être un parc, il y a juste une chaine quasiment au ras du sol qui retient le passage. Je passe le seuil. Il y a une pelouse grande comme la moitié d'un terrain de foot, une ronde de promenade autour et tout autour des arbres exotiques dont je ne connais pas les noms. Tout au bout il y un mur de pierre ajouré et un portail. A une dizaine de mètres de moi, sur la pelouse, il y a un corbeau énorme ; je salue Odin. Il n'y a pas de banc, je m'assois sur la pelouse, il y a encore un peu de rosée, je marche pieds nus sur l'herbe, que c'est bon. Je m'allonge et ferme les yeux dix minutes. Je me lève et m'approche du portail, je vois des tombes. Ce n'est pas un parc c'est un cimetière. Ça pouvait être calme. L'endroit est désert. Je fais le tour de la pelouse, reviens vers l'endroit où j'étais allongé et je me rassieds. Je pense à ceux qui m'étaient proches et qui sont disparus, et qui je le crois maintenant sont mes anges gardiens ou esprits protecteurs. Je ne sais pas combien de temps il se passe. J'ouvre les yeux, je vois à travers le portail et les jours dans le mur une foule de personnes. Est-ce que je vois des fantômes, est-ce une hallucination, y-a-t 'il tout simplement une autre entrée par ou les personnes sont arrivées ? Ils ne franchissent pas le portail.

Je me lève et dis : « *Si je vous dérange, je m'en vais.*» Mais je n'ai pas de réponse. Je préfère m'en aller.

Il y a un balayeur à l'entrée, je le salue. Il y a de nouveau de la circulation et de la foule. Et je continue de marcher en pensant à tout sauf à l'avion que je dois prendre. J'erre dans les rues. Complètement déboussolé, désorienté, sans repère, mais serein, attendant la prochaine épreuve, la prochaine décision à prendre. Je me prends pour Diogène avec mon sac à dos pour tonneau. Je suis à la recherche d'un jardin, d'un espace vert. Je n'ai plus la notion du temps et de l'espace, je marche au hasard. Je suis déconnecté de la réalité. La machine s'emballe de nouveau et je côtoie la folie. Libre, détaché de tout, je marche. (*Les champs de roses, Danakil*).

Je ne sais pas comment décrire l'état dans lequel je me trouve, l'égarement ou la folie, je suis traversé par des sentiments qui me font aller de l'exaltation et de l'ivresse de ce que l'humanité peut donner de bon jusqu'au dégoût et à l'horreur de ce que l'homme peut donner de mauvais. C'est les montagnes russes dans mon cœur et dans mon cerveau.

Perdu dans une mégalopole de dix-huit millions d'habitants, un calme étrange baigne la ville, de rue en rue, d'avenue en rocade, j'arrive sur une pelouse où sont plantés cinq palmiers géants circulairement ; quasiment au centre, le tronc creux d'un vieil arbre presque mort. Le creux est rempli de détritus de toutes sortes, je ne sais pas pourquoi je sors un sac plastique et commence à nettoyer. Déjà, dans l'Égypte antique, la croyance voulait que lors de la pesée des âmes, le respect apporté ou non envers la nature, la terre nourricière avait un certain poids. Pour nos civilisations et les générations actuelles, quel sera donc le prix de la facture ? Bref, dans ma psychose, cela à de l'importance. (Et dire que nous pourrions remplacer nos moteurs à explosion, pour se déplacer, nous n'utiliserions plus l'énergie du pétrole mais simplement celui de l'air comprimé. Ce n'est pas un grand délire ni une utopie, la société MDI dirigée par monsieur Guy Nègre (voir le site internet) va bientôt commercialiser un véhicule). Demain, si le pouvoir politique (même un simple maire) le voulait, nous pourrions mettre fin à l'ère du pétrole !!! L'idée devient obsédante, je me repasse en mémoire tous les cas de figure où nous pourrions avoir un rôle majeur quant à la production et à l'utilisation des énergies premières ou renouvelables. L'énergie photovoltaïque combinée avec des moteurs à air comprimé (atteignant un rendement incroyable de soixante-dix pour cent), l'énergie tirée de la biomasse, de toutes matières organiques (les excréments des ruminants sont riches en méthane), l'éolien, l'hydraulique. De petites unités devraient pouvoir assurer l'autonomie de quartiers ou de villages entiers. Et quand est-il des idées et des projets de Nicolas Tesla, inventeur de génie qui voulait utiliser les forces telluriques pour produire du courant gratuitement ?

Et la production alimentaire animale et végétale, combien de millions de personnes dont la plupart des enfants meurent de faim. Dans les pays occidentaux, nous marchons sur la tête, nous produisons un maximum, mais en tout dépit du bon sens (élevage de volaille, de porcs, de poissons, les abattoirs, l'importation de toute sorte venue de l'autre côté de la planète, la transformation des aliments, la destruction des haies et bouchures dans les champs etc...) Dans les pays dits du sud, la production de spiruline devrait se développer pour endiguer la malnutrition infantile.

C'est ce à quoi je pense en repartant. Je continue de marcher au hasard.

J'arrive sur un autre espace de verdure, j'aperçois au sol un tuyau de gros diamètre à l'extrémité de laquelle se trouve une pierre triangulaire. Dans ma psychose, je retrouve le symbole du serpent, il me vient en tête la chanson « *The End* » des Doors et j'embrasse le rocher comme si j'embrassais le museau d'un serpent. J'avance sur la pelouse entres les quelques arbres et retrouve le même tuyau avec une pierre de même forme que la précédente, j'embrasse de nouveau la pierre. J'arrive au bout de la pelouse il y a un groupe de personnes qui ressemblent plus à des gitans qu'à des égyptiens. Je m'approche d'eux en les saluant mais on ne me répond pas, je les dépasse, m'arrête trente secondes en face de l'un d'eux, je sens un coup derrière ma tête je me retourne immédiatement et vois un homme plutôt frêle qui s'en va en me voyant m'approcher. Je préfère de loin continuer ma route, je m'éloigne en étant sur mes gardes jusqu'à les perdre du regard.

Et je continue de marcher, je ne sais pas quelle heure il est, mais le soleil est haut dans le ciel. Je marche sur un large trottoir au bord d'une route à trois voies, un taxi s'arrête à ma hauteur, une Renault 12 noire et blanche. Je monte.

- Go to the airport, please.
- Give me money man !

Depuis quelques heures, ou la veille tout au plus, je déteste toutes formes d'argent, que l'on en ait trop ou pas assez, dans notre joli monde ; on en arrive à ne penser plus qu'à ça. Je lui tends un simple ticket de caisse, il le regarde avec attention et le tourne et le retourne pour voir s'il n'a pas la moindre valeur. Moi je suis mort de rire : « A*h tu en veux de l'argent, eh ben j'en ai pas* ». Je n'entends plus que ça dans sa bouche : « *Money, money, money* ». Je ne veux pas jouer à ça longtemps, je lui demande de stopper la voiture. « *Et si je prenais le volant !* ». Non se serait forcément de force, non l'idée n'est pas bonne. Je ne trouve pas la poignée pour ouvrir la porte, j'ouvre la fenêtre et au lieu d'actionner la poignée extérieure, je sors de la voiture à la façon « *Sheriff fais-moi peur* ». Je vois repartir la voiture comme elle est venue.

Où dois-je aller, quelle direction prendre, demander de l'aide, à qui, je n'ai confiance en personne et puis je me porte très bien, je suis juste perdu et dans un état de conscience modifiée (et sans prendre aucun produit stupéfiant). Je reprends ma marche, mais plus doucement, un pas après l'autre. Une idée en chasse une autre mais j'ai l'impression de vivre et de ressentir chaque pensée intensément. Je peux aussi bien m'imaginer en train de découvrir cette cité mystérieuse à chaque rue ou chaque quartier pendant des jours et des jours ou encore ne voir ces journées que comme une simple étape, une halte dans un voyage qui me semble loin d'être fini. Je vois un kiosque à quelques centaines de mètres devant moi, il y en a beaucoup au Caire, on y trouve des friandises, des cigarettes, du coca et de l'eau en bouteille. Quel drôle « *d'oasis* ». J'ai trop soif et je me sers un demi-litre d'eau, j'indique au vendeur que je n'ai pas de quoi le payer. Il me fait signe de la main et de la tête.
  - Merci beaucoup monsieur, choukran, thank you !!

Et je bois quelques gorgées d'eau fraiche, je garde précieusement la bouteille. Et je repars, j'aurai au moins pu lui demander dans quel quartier du Caire nous étions, ou trouver un distributeur de monnaie, prendre un taxi et filer pour l'aéroport. Mais non, cela ne fait pas partie de mes premières occupations. Voyager au tréfonds de moi-même, me réconcilier avec moi-même. D'abord ne pas se mentir à soi-même, c'est le plus important. Par contre, je doute encore un peu, je sais que je suis atteint d'une maladie, mais tout ce que j'entrevois à travers ma psychose est ces quelques années de recul. Tout me porte à croire et à espérer. Ma cosmogonie est en place à peu près, je crois me connaître à peu près, je n'ai plus qu'à avancer et avoir confiance en ma bonne étoile, me laisser porter par le vent. La Providence, Mektoub. Pour avancer pas de problème j'avance mais pour aller où ? Je cherche toujours un jardin pour me reposer, après on verra bien. Mon jardin imaginaire est, lui, bien installé, je suis sur du peu que je sais, merci Sœur Emmanuelle.

En avançant le long d'une avenue je vois des arbres morts le long d'une grille. Je pense à Gérard de Nerval, Je ne veux vraiment pas finir comme lui, je tiens bien trop à la vie, même si j'ai déjà la curiosité de savoir ce qu'il y a après. La vie est bien trop belle et trop courte, bien sur j'ai la chance de vivre en France et je n'ai pas eu à coudre des ballons ou des chaussures ou faire quinze kilomètres pour ramener de l'eau, j'ai accès à peu près à tous les livres que je veux, une connexion internet, etc. Et quand bien même, l'harmonie qui s'offre à nous à travers la nature entière, une fleur, un arbre, le chant d'un oiseau, un arc en ciel, la mer depuis l'horizon jusqu'à l'écume des vagues sur le rivage, un champ et quelques arbres baignés par le soleil, je crois qu'on peut voir Dieu dans un brin d'herbe. Et lorsqu'on pense à l'infiniment grand, l'espace, on retrouve toute l'harmonie de la création, de notre petit système solaire et la voie lactée que l'on aperçoit notre galaxie, la proche périphérie. Après, les distances et les nombres ne sont plus envisageables. Et pour ce qui est de l'infiniment petit, la physique quantique, je n'y comprends plus rien, il semble que ce soit le chaos mais « organisé ». Un élément pouvant se trouver à deux endroits distincts en même temps, la notion d'espace et de temps à ce niveau-là est bien trop compliquée pour moi, je m'y perds. Autant essayer de penser à ce qu'il y avait avant le Bing Bang.

Quand je pense à Nerval, Mozart souvent s'y rattache. Deux hommes, deux génies qui ont apporté le meilleur de leur personne et de leurs arts aux confréries ésotériques. Il y a juste à observer comment ils ont été traités publiquement durant leur vie et surtout leurs derniers jours, pour se dissuader d'appartenir à l'une d'elle, ça c'est du partage philanthropique. Bien sûr, si une personne se présente à moi comme étant martiniste, je solliciterai quelques conversations avec elle. Pour l'instant, je me vois plutôt comme un rônin me forgeant ma propre opinion en écoutant mon instinct et mon cœur. Et, seul, je continue mon chemin le long de la grille.

L'atmosphère polluée est un peu pesante, il faudrait un peu de mistral pour chasser tout ça. Je ne sais pas depuis combien de temps je marche, depuis quand je n'ai pas mangé ou fumé une cigarette, mais je n'ai envie de rien physiquement sinon de boire de l'eau. L'air est chaud. Je traverse un petit quartier de maison, je m'arrête devant la devanture fermée d'une boutique, je m'y adosse et finis par m'allonger avec mon sac pour oreiller. Une bande d'enfants passe et rigole. Peut-être un songe ou un rêve.

Ma déambulation continue quelques temps jusqu'à un trottoir prolongé d'un peu de pelouse. La pointe du terrain est taillée en V, suivi d'une bande de quinze mètres de large sur cent cinquante de longueur, j'aperçois des arbres exotiques ici et là. Il me semble que lorsque j'arrive, tout est calme, je m'assois sur une pierre à la bordure et regarde le flot de voitures et de passants qui circulent, calme comme le cours d'un ruisseau séparé par un bras de terre. Un arrêt de bus au loin. Quelques personnes traversent à travers l'îlot de pelouse, j'en vois (ou crois voir) jeter des papiers plastiques au sol. « *Oh ! Y a des poubelles !* » Le soleil commence à baisser, c'est sûr, j'ai raté mon avion, forcément.

Le processus de la folie commence doucement comme une courbe qui atteint son apogée lorsque, petit à petit, les idées viennent mais elles arrivent de plus en plus vite et enfin on ne les contrôle plus. Je me souviens quelques mois avant ma première crise, je lisais un livre qui me passionnait, au bout d'un certain moment je n'arrivais plus à détacher mes yeux des lignes, je ne contrôlais plus le processus de lecture, c'était effrayant, cela ne m'est plus arrivé depuis, mais c'était sans doute un signe avant-coureur. Un battement de cils. Je vois de plus en plus de monde se déplacer, des centaines de personnes et le flot de voitures qui de ruisseau est passé à torrent. Le nœud gordien de mes idées est tranché, tout me semble limpide et évident, on croit toucher la sagesse. Et on oublie comme on a oublié sa propre naissance. Et je vois dans le ciel chargé de pollution des ombres, des vapeurs noires tourner autour de mon îlot. Autour de moi, je vois la plupart des personnes porter des lunettes de soleil style Ray Ban aviateur. Je ne peux plus voir l'éclat de leurs yeux. Je me lève et sens une lumière dans mon dos, un soleil peut-être, je m'imagine que c'est mon père (ou son énergie) qui vient jusqu'à moi. Pour ne pas avoir peur, je me mets à rêver à l'intérieur de l'hallucination, oh oui j'appelle tout mon imaginaire, mon bestiaire et ce qui me vient en tête ce sont les héros des dessins animés de mon enfance. Je m'imagine tour à tour Shiryu, Ikki, ou Yoga, les chevaliers du zodiaque ou encore qui oserait affronter Ken le survivant. Jayce et les conquérants de la lumière, Estéban, Zia, Tao, Mendoza, Cobra, Sangoku, Arkana et Spartacus, Starlion. Ils sont tous là. Il y a des animaux aussi, des lions, des tigres, des panthères et des rhinocéros, des éléphants, des ours. Toute une armée à mes côtés. Wismerhill dirigera les opérations. Je me sens invincible et commence à traverser la foule aux lunettes. Je perçois toujours cette lumière dans mon dos. J'engueule les personnes qui passent à proximité de moi, mais jamais je n'ai l'intention d'être violent physiquement. Non seulement je ne voyais pas leurs yeux, mais la plupart avaient des chaussures, je ne voyais pas leur pieds, je ne pouvais donc pas savoir à qui j'avais à faire. Je criais, j'hurlais mon premier et deuxième prénom à pleins poumons, croyant en la force des mots et leurs étymologies ; j'hurle comme un coup de semonce. Je me revois aller d'un bord à l'autre fracassant à coups de pieds les portières de voitures garées. La foule s'écarte à mon passage, tout le monde me regarde, mais personne n'intervient, ne m'interpelle ou ne m'arrête. Je hurle que ce sont tous des cons, qu'ils ne comprennent rien à rien, que tous les hommes ont transformé, altéré, dissimulé le message premier des grands prophètes Moïse, Jésus et Mohamed juste pour obtenir le pouvoir politique, la richesse et le contrôle des populations. Mon numéro de prédicateur improbable continue, je me prends pour un glaive d'amour, un Kwisatz Haderach. « *Le dormeur doit se réveiller* ». Folie et vanité. Le soleil est bas, la nuit arrive. Un battement de cils. La foule s'est dissipée et le calme revient. Petit à petit il n'y a plus personne sauf une ou deux personnes ou ombres passant au loin. Le ciel est dégagé de tout sauf de la pollution. La nuit est là et on ne voit que la pâleur des étoiles. J'avance un peu plus sur l'herbe et j'arrive jusqu'à plusieurs buissons bien taillés, comme un sarcophage de verdure. Il y a des arbres autour, à gauche au-delà de la route j'aperçois un petit bâtiment cintré sur le sommet d'un néon de lumière verte. À droite, je ne distingue que la lumière rouge et bleu de longs néons, mais je ne vois pas à quoi elle se rattache. J'écarte les feuillages et pénètre à l'intérieur, ce petit espace rectangulaire me semble parfait pour dormir. Je m'allonge enfin et plonge dans le sommeil.

Lorsque je me réveille, je reste allongé un bon moment, je vois des arbres, les prends pour des membres de ma famille, je me sens en sécurité dans cette bulle. Je ne sais pas pourquoi mais je décide de sortir « *dehors* ». Je marche un peu autour de mon emplacement, et là je me sens plus que jamais seul et perdu, désespéré et sans but, mais ça ne dure pas longtemps, j'aperçois un petit groupe de gens qui attire mon attention. Ils sont à côté du bâtiment aux néons verts. Je traverse la route sans faire gaffe aux voitures. Je m'approche d'eux et je m'assois à quelques pas. Je les regarde prendre leur thé. J'aurais pu dire «*I am crazy, please I need help* » mais je n'ose pas, ils auraient pu m'aborder me demander ce que je faisais là, mais ils ne le font pas. Le bâtiment est en fait une mosquée et j'ai envie de rentrer à l'intérieur pour prier. J'entre, il n'y a personne à l'intérieur et dans ma plus grande folie et sans aucune inhibition, je décide de me présenter devant Dieu dans le plus simple appareil, nu, physiquement et intellectuellement, j'enlève mes habits (un tee-shirt et un pantalon fin, je ne porte jamais de caleçon) et procède à mes trois prières. Je me sens un instant déconnecté de ce monde. Des personnes m'aperçoivent sans doute, entrent et se mettent à me crier dessus. Bien sûr, je comprends et me rhabille le plus rapidement possible. Ils sont une dizaine, crient, tournent autour de moi. Folie et conscience. Je me suis rhabillé aussi vite que j'ai pu. Mes sandales sont à l'extérieur. Je cours me réfugier dans mon sanctuaire de verdure. Quelques minutes passent. Je me dis alors que ces gens ne m'ont pas compris, que je ne me suis pas fait comprendre ; il faut que j'aille leur parler. J'immobilise les voitures, traverse. Je ne me souviens plus de ce que je leur dis et je devais m'exprimer en français sans doute, je ne me souviens plus de quelle façon, mais je me retrouve à l'intérieur de la mosquée. Je me souviens de la colère. Et dans ma folie, il me vient à l'esprit une phrase que j'ai entendue dans le bar d'un petit village de France ; j'ouvrais la porte d'entrée et restais sur le seuil pour continuer la discussion et fumer une cigarette et m'excusais pour le froid qui rentrait. Un client de passage que l'on n'avait jamais vu et qui ne réapparaitrait plus depuis lance : « *Des fois y a des bons courants d'air* ». C'est complètement débile, mais j'ai gardé cette phrase. Il faut un courant d'air dans ce lieu. La salle est rectangulaire, je suis dos à la porte, il y a trois fenêtres en face de moi ;

je me dirige vers la première à ma gauche, j'essaye de l'ouvrir, elle ne s'ouvre pas. Et dans un geste que je ne me pardonne toujours pas au moment où j'écris et que je regrette, un élan de colère que je n'ai su retenir, je donne un coup de poing dans le vitrage vert et rouge. Bris de verre et main en sang, en furie je vais vers la deuxième fenêtre qui s'ouvre très bien et, d'un geste, je laisse glisser mon poing droit sur le mur sous le montant de la fenêtre. Mon sang laissait une trace. Le sang avait coulé. Stop. Ça suffit. C'était aller trop loin, j'avais fait le con. Le seul endroit où je voulais être était ce coin de verdure et je m'y retrouvais je ne sais plus comment. J'ai l'impression d'entendre des fusées décoller. Je reste là, assis, ne me rendant pas tout à fait compte de l'impact de mon geste. Je me lève et vois cinq ou six personnes s'approcher, puis dix, quinze ou vingt personnes m'encercler. La pénombre me laisse voir l'expression hostile et menaçante de leurs visages et de leurs mouvements. Je me sens comme un gibier traqué dans son repère. Fuir. Je lève la tête et remarque une branche plus grosse que les autres. Je sors ma croix Ankh de mon tee-shirt et la brandis devant moi, je traverse le feuillage hurlant mes prénoms, le cordon de personnes se détache et je cours le plus vite que je puisse dans la direction donnée par la branche de l'arbre blanc, à la droite du taillis. Je cours, ils sont à mes trousses, j'atteins la route, commence à traverser, je sens des coups dans mon dos et sur ma tête, je suis plaqué au sol sur l'autre bord de la route ; à vingt centimètres de ma main, il y a un buisson et j'ai juste le temps de m'agripper à une branche et la plaquer sur l'arrière de mon crâne. Je sens les coups pleuvoir, mais je n'ai absolument pas mal. Il ne se passe même pas deux minutes, la sirène et les gyrophares d'une voiture de police arrivent. Deux officiers sortent et tempèrent la vingtaine de personnes amassées autour de moi, me relèvent. Cinq ou dix minutes de conversation entre les policiers et la foule, je ne sors pas un mot. On me fouille, sort mes papiers d'identité. Et menotté je monte dans le 4x4.

On arrive au commissariat. Je me revois assis à une chaise, le comptoir en face avec quelques policiers derrière, à droite l'entrée principale et sur ma gauche un immense portrait de Moubarak, dont je ne vois que le regard haineux plonger sur moi, j'ai un peu peur. Je suis toujours menotté à un policier debout. Je ne me prépare même pas à répondre de ce que j'ai fait, je reconnaitrai et j'assumerai mes actes me dis-je (sans savoir où j'avais mis les pieds et ce que j'encourrai devant la justice égyptienne). Je me dis que maintenant je dois être humble et qu'il est temps de dégonfler le ballon de ma mégalomanie. Mais jusqu'à quel point ? Je pense à la couleur rose, je me représente un flamand rose, un roseau qui plie au vent, un saule pleureur. Je pense à ma grand-mère maternelle. Je commence presque à avoir peur et là, la menotte tire à mon poignet, je lève les yeux, le regard en face est profond et autoritaire et je l'entends grogner deux mots. D'un coup, il me montre sa main gauche attachée à la mienne et je vois le majeur coupé, il ne reste qu'une phalange : comme à la main de mon grand-père paternel. Putain, respire. L'image de la force de mon grand-père envahit ma pensée. Je le vois là menotté à ma main droite l'espace d'une seconde. Et même si je sais que lui aussi a eu ses torts ici-bas (il avait un peu l'alcool méchant entre autres, il me surnommait « *p'tit con* »...). Oh oui, c'est bien l'esprit de la personne que je souhaite à mes côtés, je me souviens aussi de la force de ses propos et de la douceur de sa barbe. J'imagine que son esprit est assez élevé pour prendre le contrôle sur le policier qui me surveille ainsi que sur toutes les personnes jusqu'aux plus hautes instances de la hiérarchie militaire (J'ai trop lu Anne Rice, c'est évident). Ok, je suis en famille et je connais quelqu'un qui a le bras long. Je penserai comme ça jusqu'à mon retour en France. Je croise de nouveau une fraction de seconde le regard de ce policier et crois voir l'approbation. Rester calme et obéir aux règles. Je ne sais pas pourquoi je pense à un pote nommé « *Tête* » dont j'avais reçu un message m'invitant à fêter la pendaison d'une crémaillère, c'est vrai qu'il a relativement l'expérience des commissariats français. Dans ma tête j'ai envie de rigoler. Un mouvement de mon nouveau bracelet. Ok, je dois rester calme. Au bout d'un moment le policier me détache et va derrière le comptoir. Cet énorme portrait du raïs, je ne crois pas être en mesure de jouer une partie d'échecs contre lui et il me fait peur. À la gauche du portrait, il y a juste la place pour l'encadrement d'une porte, des policiers y passent et repassent. Il y a une fontaine à eau juste avant le seuil, je la pointe du doigt et un policier m'invite à m'y rendre d'un signe de la main. Je bois un verre d'eau et je fille m'assoir par terre de l'autre côté de la porte, à l'abri du regard du raïs. Un policier vient aussitôt me chercher et m'emmène cette fois derrière le comptoir et me fait assoir sur une chaise dos à une étagère qui me cache du portrait. On ne me pose aucune question, on ne m'enferme pas dans un bureau.

On me fait remonter en voiture pour je ne sais quelle direction. Et c'est en fin de compte un hôpital où je me rends menotté et escorté. Je me retrouve assis sur un lit de médecin, à être ausculté. Je suis très calme. On m'emmène dans une autre pièce, elle est séparée en deux par un rideau en plastique blanc, il y a un petit bureau où un médecin est assis d'un côté, je ne sais pas ce qu'il y a derrière, mais ça sent le soufre là-dedans. Je ne suis là que pour signer un papier. Retour à la voiture. On ne me dit toujours rien et je me laisse balader sans rien demander non plus.

On arrive dans la cour intérieure d'un énorme bâtiment couleur ocre, il y a des arbres et un peu de végétation, cela à l'air assez agréable. Toujours attaché, je vois plusieurs policiers nous passer devant. Qu'est-ce ? Un peloton d'exécution ? Non heureusement pas. J'entends le policier rigoler comme si il avait lu mes pensées. Nous avançons vers l'intérieur du bâtiment, on franchit une porte et, tout de suite, il y a une cellule à ma droite. Un agent ouvre la lourde porte en fer, quatre bougres se trouvent à l'intérieur. C'est plein. On me conduit tout au bout du couloir et m'enferme dans une grande cellule, seul, pas de lit, pas de couverture, un WC et un robinet séparé par une cloison, et une poubelle, une fenêtre a au moins trois mètres de hauteur. Il fait presque froid. Je mets la main à mon cou et m'aperçois que je n'ai plus ma chaîne et mes grigris. Les poches vides, plus de papiers, plus rien. Je m'assois contre un mur. La nuit va être longue.

Je ne trouve pas le sommeil, allongé ou assis. Je goûte l'eau au robinet, j'en bois au moins un litre. Je frissonne un peu. Je tourne en rond dans la cage. Les murs sont gris, il y a une cordelette vert et rouge inatteignable attachée à un barreau de la fenêtre. Je commence à siffloter, à chantonner. La porte en fer est ajourée à hauteur de visage, à travers les minces barreaux je vois sur la droite la porte d'une cellule, en face tout au loin ce qui doit être la porte principale. Je ne vois pas ce qu'il y a sur la droite, mais j'entends des rires de femmes venir de là. Je fais les cent pas, je les compte. Je sens des courants d'air froid passer dans mon dos. « *Eh ! Oh ! Doucement les esprits, y fait déjà assez froid comme ça* ». Et je repars dans mon délire de chasser le mal. Il y a de l'eau, je trouve une bouteille dans la poubelle, la rince soigneusement. Et en la remplissant, je regrette de ne pas avoir mes grigris, mais je pense qu'au contact de mes mains et en faisant un signe de croix, je décrète que c'est de l'eau bénite. J'asperge tous les murs du sol au plafond en réitérant l'opération plusieurs fois. Mais il fait toujours aussi froid et j'entends toujours les rires sarcastiques. Je remue un peu sur mes jambes pour me réchauffer et je commence à chanter, le rire féminin m'inspire, « *Elle est d'ailleurs* » de Pierre Bachelet, quelques paroles de mémoire et tout doucement, « *Tranquille petit ange* » de Darmon, et d'autres paroles me viennent immédiatement en tête, je chante de plus en plus fort : « *Mais dit moi tout marionnettiste, j'ai des ficelles à mon destin, tu me fais faire des tours de piste, et puis après je n'en sais rien…* ». Une personne apparait derrière la porte, je pensais qu'il allait m'insulter et me dire de la fermer, mais, au contraire, il me présente un grand sourire et me dit qu'elles adorent ça là-haut et m'encourage à continuer ; j'ai donc un auditoire, je sors de ma mémoire mon répertoire. Beaucoup de Polnareff et de Kent. J'embrasse mes mains et en les tendant et je souffle dessus en direction des voix que je crois entendre. Mon geôlier, qui n'est pas habillé dans l'uniforme noir des policiers égyptiens, il porte une chemise et un pantalon classique, se met lui aussi à donner de la voix, il chante dans sa langue arabe et c'est du miel pour mes oreilles et mon cœur. Et un échange improbable s'installe, il lance un couplet et j'essaye de lui répondre avec le plus d'harmonie possible. Je ne sais pas combien de temps cela a duré. Mais je n'ai plus de voix et nous avons tous les deux le sourire, et je n'y pense même plus mais je n'ai plus froid et à part nos deux voix c'est le silence. Je voudrais discuter, mais je ne trouve plus mes mots en anglais, j'ai du mal à faire la traduction dans ma tête. Il me tend une cigarette. Si j'ai à faire à une hallucination, cette clope et les suivantes seront en tout cas délicieuses. Il s'absente mais me dit qu'il doit revenir. Je pense dans ma cellule, si seulement il n'y avait plus de marchands d'armes, si un jour l'or n'avait plus de valeur monétaire. Ce caillou qui brille un peu plus que les autres une fois travaillé. À bas le veau d'or. Bien sûr les bijoux peuvent être très beaux mais ils auraient la valeur d'un collier de nouilles. J'imagine le petit cœur en or que j'ai offert à ma mère à l'âge de sept ou huit ans. Mes pensées cheminent et se perdent, mon œil est attiré par ce que je n'avais pas encore remarqué, sur le mur il y a plusieurs mots qui sont écrits en langue arabe. Je m'amuse à faire suivre mon regard et les mouvements de ma tête en calquant l'écriture. Il y a encore par endroit des gouttes d'eau. Et je m'amuse à ce jeu un bon moment en parcourant les murs. Soudain apparait de plus en plus de nombreux messages d'encouragement en anglais accompagnés de petits dessins en couleur. Les murs grisâtres deviennent arc-en-ciel. Je suis emporté, transporté par un tourbillon de couleur et de musique. Un monde onirique s'offre à mes sens. Et je danse et tourne sur moi-même. Je m'oubli dans ce petit paradis. Je change de registre. C'est alors une danse endiablée qui commence et je chante à tue-tête « *Papayou, papayou, papayou papayou Lélé* »du bien-aimé Carlos ou encore « *Chaud cacao, chaud chaud chaud chocolat* » de l'étourdissante Annie Cordy. Des heures d'un grand délire mystique. Les premières lueurs des rayons du soleil apparaissent, je suis assis, endormi. Mon geôlier à la voix d'or me réveille. Il me donne un thé et des cigarettes. La chaleur de la boisson et le soleil qui arrive imposent la réalité. Une bonne cigarette. Il me dit que je vais partir, je ne comprends pas trop où, mais que je vais vite revenir. Je n'ai plus la notion des heures et des minutes.

- Eh, what time is it please?
- Half past seven.
- Merci, t'as du feu s'il te plait ? (j'accompagne la parole avec le geste).

Un bon moment passe. La porte s'ouvre.

Lundi 24 janvier 2011,

Je n'ai même pas retenu le nom de mon geôlier. Je suis amené à travers les coursives et les bâtiments. Une vingtaine de personnes, en rangs deux par deux et assises. On me menotte à mon nouveau compère et je m'assieds tant bien que mal dans le rang. Je tends la main et il me la serre en me renvoyant un grand sourire. Serait-ce une colonie de vacances d'un genre un peu particulier ? J'en rigole un peu haut et fort. Ils nous font mettre debout et lancent des paroles que les détenus répètent. On traverse un corridor et on nous fait monter dans un camion de la police, bleu avec les montants et les portes en fer. Putain, pour où on est parti. Je suis assis tout à l'arrière avec mon nouveau compagnon d'infortune à ma gauche. Il me parle, me fait des signes, rigole, mais je ne comprends pas. Je ne sais pas pourquoi il s'est retrouvé ici et je m'en moque et toujours avec cette même naïveté j'accorde ma confiance. On est serré comme des sardines en boîte. Mon voisin se met à parler un peu vite, son visage se tourne vers moi et nous échangeons nos regards ; je vois ses yeux noirs, pupille et iris (Et le blanc n'a rien de blanc). Mais loin d'avoir peur je lui souris... et il rigole.

- C'est donc toi, tu es le même que...

Mais mes pensées s'arrêtent. On me tend une cigarette à moitié consumée, tout le monde fume et les clopes tournent comme des joints. La fumée rend l'air quasiment irrespirable. Un policier rentre et jette un ballot de couverture et de peaux de moutons, ça passe entre nos mains jusqu'à l'avant. Et le colis repart vers le policier. Ça recommence une fois puis deux. Quelle est cette procession à laquelle j'assiste. Je suis témoin d'une drôle de scène, c'est surréaliste. Soudain, le temps de cligner des yeux je suis sûr d'avoir senti l'humidité d'un baiser sur mes lèvres. Je n'ose pas tourner la tête vers mon compère et lorsque je le fais enfin je trouve un sourire et une expression amicale. Ouh là ! Faut que je fasse gaffe.

On reste là encore un certain temps, je ne sais même pas si on s'est effectivement déplacé ou pas.

On nous fait sortir du camion et je ne me rappelle plus comment nous atterrissons en cellule. Nous nous asseyons sur un tapis de couverture, on me tend un jus de fruit en brique, j'en bois une gorgée et fais tourner. Un morceau de clope, je demande dans la langue un cendrier, « *taffaïa* ». Des crampes au ventre me viennent, c'est très douloureux et difficilement contrôlable. Malgré le peu de place, mon nouvel ami me fait allonger. J'ai mal et je ne respire pas très bien. Il guide ma respiration en me faisant inspirer ou expirer, à l'aide de ses doigts qui soient obstruent mes narines soit ferment mes lèvres. Je retrouve une respiration normale en gonflant mon ventre et en chassant complètement l'air de mes poumons. Les crampes se passent. Mais où a-t-il donc appris ça, ses gestes étaient sûrs. Lui, il sait respirer. Si seulement on pouvait partager. Je ne sais pas ce qui a conduit à rendre ces gens ici, mais je me sens en famille. Encore une fois, je n'ai plus vraiment la notion du temps. On me fait appeler à la porte. Une personne se présente comme étant avocat, cheveux gominés, un costume beige, la quarantaine. Il me tend sa carte et je lis, oh oui j'en suis sûr, « *menteur, voleur, escroc* ». Il tourne et retourne sa carte dans ses mains et là tout est écrit en arabe, illisible pour moi. Je ne sais plus ce qu'il marmonne et il s'en retourne. Quelques minutes après, je suis de nouveau appelé et cette fois menotté à un policier. Je n'ai même pas le temps d'adresser un merci ou un regard à mes codétenus et je ne savais pas que je ne les reverrai plus.

On arrive à l'intérieur d'un grand bâtiment administratif. On monte un grand escalier. Il y a beaucoup de passage. Tout le reste de la journée je serai attaché à ce policier qui m'offre des cigarettes et me laisse m'affaler par terre lorsque je n'en peux plus d'être debout. De ma position, je regarde la foule de civils passer et repasser. Des fois, un détail vient réveiller une idée, une vision dans mes pensées, mais elles passent, fugaces. Le temps passe ainsi. Je pense à la couleur vert d'abord, puis au bleu. Une partie d'échecs à laquelle je ne peux pas participer, juste en être le spectateur. Et je ne vois pas les deux belligérants mais je les imagine. On m'appelle enfin, une première fois dans un bureau. Le mobilier est joli et l'ensemble est assez harmonieux, deux femmes me parlent pour savoir comment je vais, elles parlent très bien le français. Elles me demandent pourquoi est-ce que j'ai cassé la vitre dans cette mosquée, je leur réponds simplement que c'était pour avoir un courant d'air. Il y a également un homme assis au bureau qui ne m'adressera pas la parole. Je ressors. Et le temps passe. On me fait de nouveau rentrer dans la pièce. Cette fois il y a l'avocat et le ton de leur discussion est assez haut. Une des femmes me dit que je n'ai pas besoin d'avocat mais que je peux quand même en prendre un. Juste à l'impression qu'il m'a fait et à revoir sa figure je dis : « Non, pas d'avocat, merci ». Et il s'en va, l'air en colère. Tout va assez vite. Il fait déjà quasiment nuit. Les deux femmes m'accompagnent dehors, je suis encore avec mon escorte, il me détache. Je monte dans la voiture, deux hommes devant et deux derrière autour de moi. Mes mains crispées sur leurs genoux et la musique à fond. Un peu euphorique, je crois qu'on part en direction de l'aéroport.

En façade de l'immeuble, je me rappelle des marches en bois menant à une pergola, puis une porte. Il y a beaucoup de monde, une grande salle principale avec des fauteuils, un rang de lavabos, des dortoirs et un bureau, des WC. Je me crois en colonie de vacances. On me fait rentrer dans le bureau, ce sont des docteurs ou en tout cas des infirmiers. Il y a un drôle de meuble avec, à hauteur de poitrine, un carré de marbre noir et blanc. Je crache dessus, essuie avec mon bras et pose ma tête dessus comme si c'était un billot. Les cinq ou six personnes autour de moi rigolent. Ok, je comprends qu'on ne me veut pas de mal. On note mon nom, je passe sur la balance, on rigole encore un peu. On m'ausculte (prise de tension, etc...). Je n'ai que quelques traces sur la main droite. Après, je me rappelle d'un plateau repas. De voir parmi les fous, le sosie de Manu Chao, en plus vieux. Un autre, un « *taureau* », il me fait deux fois en largeur et a trois têtes de plus de moi. Je vois dans son regard qu'il est gentil comme un agneau, j'en suis certain. Une hallucination, je vois sur son front se dessiner un cercle qui prend du volume (comme un joint torique ou un donut's) et son regard se courroucer. Je me revois lui prendre les deux mains et penser, visualiser, que nous nous élevons au-dessus de la foule, bientôt nous sautons de nuage en nuage (comme dans le dessin animé « *Chasseurs de Dragons* »). Je vois ce bonhomme sourire et rire aux éclats comme si il lisait mes pensées. Je ne me souviens plus de la nourriture qu'on nous a apportée, ni du temps qui passe. On me fait rentrer dans un dortoir on me montre un lit, il y a mon sac dessus. Putain il est vide, il reste un pantalon, un tee-shirt et le livre de Sœur Emmanuelle. Plus de passeport, la montre que j'avais achetée avec mon premier salaire, disparue. Mon cahier jaune avec tous mes poèmes et petites histoires, volatilisé. Plus de bijoux. Plus de carnet de notes, plus de carte de retrait, plus de téléphone. La colère monte, et la paranoïa va avec. Si j'ai des ennemis ce n'est pas grave, il y a plein d'eau, une petite prière et vous savez quoi. Colère stupide et débile. En même temps je suis dans un hôpital psychiatrique, un peu à ma place. Pour ne pas avoir peur, j'imagine la population des fous autour de moi comme des yorkshires, mais je me retiens de mettre des coups de pied.

Arrive Ahmed Abdellatif, je note son nom pour ne pas l'oublier. Un infirmier royal. Je continue de faire le con mais très rapidement il me calme, j'ai dû lui balancer un peu d'eau dessus pour être sûr, mais il sera là durant tout mon séjour. Je ne sais pas pourquoi, mais c'est encore l'image de mon grand-père qui me revient en tête quand je le vois. Je ne me souviens plus quand je m'endors.

Mardi 25 janvier 2011 et après...
- Hôpital Dar el Mokattam

Je me réveille, le lit est confortable, l'oreiller moelleux les draps sentent bon. Il y a à ma droite des rideaux blancs à la fenêtre, une armoire, en face de moi en hauteur une télévision, sur la gauche un canapé et une table de chevet, quel luxe. « *Attends, où suis-je ?* » C'est comme si je me réveillais après un cauchemar. Je ne me rappelle plus comment j'ai atterris ici. Comme Frodon qui se réveille dans la cité de Fondcombe après avoir été blessé par la lame de Nazgûl.

On frappe à la porte, on me laisse un plateau repas. J'ai une de ces faims, je mangerais un ou deux sangliers, voire un dromadaire. Il y a des fallafels, une tomate coupée en tranche avec des carottes râpées et du persil, un bol d'haricots rouges en sauce, du riz, du fromage, confitures et quartier d'orange, cinq demi pains ronds. Des fois, pour varier, il y a un morceau de poulet ou d'autres viandes et un yaourt ou une clémentine (j'ai gardé les pépins pour les replanter un jour). Ce sera mon régime alimentaire durant mon séjour, hormis cette première soirée.

Je me lève et rentre dans la salle de bain, elle est spacieuse. La douche est délicieuse.

Que vais-je rencontrer derrière la porte de la chambre. Je franchis le pas, j'ouvre. En face il y a un salon, trois canapés, une table basse en bois avec un plateau en marbre vert. Une guérite avec deux chaises et un bureau. À gauche et à droite, des portes de chambres. Deux personnes sur le canapé regardent la télé. J'avance un peu sur la gauche, il y a une double porte donnant sur un escalier qui descend. Plus loin, il y a d'autres portes de chambres. Deux personnes apparaissent, ils n'ont pas de blouse blanche, mais se présentent comme infirmiers ; ils se prénomment tous les deux Mohamed, un grand et un petit, et ils veilleront très bien sur moi. Le grand m'engueulera pour dormir, je me souviens : « *sleep now !!* » et le petit me grattera le dos à la demande. Ils me disent que, demain, je verrai le psychiatre.

Je réalise que je suis dans un établissement psychiatrique, l'hôpital dar el Mokattam.

Je vais du lit au canapé, j'allume la télé, je tombe sur une chaine musicale, une chanson entrainante, un beau clip plein de couleur. Ça me réjouit. Ahmed l'infirmier passe le seuil de la porte, il a un grand sourire et un regard profond, plein d'amitié et de « compassion ». Tout de suite, je me mets à déblatérer tout ce que j'ai traversé, en parlant moitié anglais moitié français, m'emportant dans mes élans et me perdant moi-même, m'excusant si j'avais choqué sa culture comme si quelqu'un rentrait dans une maison sans avoir essuyé ses pieds avant. Il met ses deux mains sur mes épaules, me regarde en face et dit simplement : « *COOL* ». On s'assoit sur le canapé, il garde une main sur mon épaule et ne me dit rien, il ne prononce pas un mot. Et quand je fais mine d'ébaucher une parole, il me fait signe de la main ou de la tête et je comprends que je dois me taire. Après un bon moment, je ressens le calme. On a tout le temps, calme. Et la notion du temps n'est plus importante. Les événements passés et futurs n'ont plus d'importance. Au moins l'espace d'un instant. Il prononce ses quelques paroles qui me ramènent à la réalité :

- Qu'est-ce que tu veux manger ce soir ?
- Ce qui me ferait plaisir... un bon hamburger.

Et on se lève, sort de la chambre et il passe un coup de téléphone du petit bureau. Il me dit qu'il n'y a pas de problème. Lorsque la nourriture arrive, nous dévorons chacun notre menu. Je me régale. Peu de temps suit, il repartira après une accolade.

Je réalise que je suis en sécurité, j'ai un toit, on me nourrit, j'ai des « amis » sur qui compter. Je ne voudrais pas revivre les derniers jours, et pourtant l'épreuve a été plutôt courte. Je retourne à la pièce principale, la télé est allumée sans arrêt, des patients je suppose la regardent, je pointe mes yeux sur l'image : la place Tahrir est noire de monde, « *midan at- Tahrir* » connait la foule des grands soirs. Et, dans ma tête malade, ça ne fait qu'un tour, paranoïa, c'est à cause de moi. Putain, désolé, je ne voulais vraiment pas en arriver là. On rêvait avec Raouf que le pays prenne exemple sur la Tunisie. Et voilà que la « *révolution de jasmin* » prend forme à quelques kilomètres de là. Le peuple égyptien sort de ses gonds ! La jeunesse qui se voit privée de sa liberté de parole sur les réseaux sociaux internet se retrouve dans la rue. Le grondement de la plèbe résonne et fait écho dans tout le pays. Sans m'en rendre réellement compte, je vis un moment historique. Et je crois que c'est moi qui ai été le facteur déclencheur de tout ce beau bordel qui impliquera et coutera la vie à de nombreuses personnes (il y aura près de deux mille morts). Mais, au départ, je dois avouer que je ne vois que la beauté du bras d'honneur et de la fronde, sans penser que cela va briser des familles, arracher un père, un frère. Moi, je suis protégé dans ma coquille, mes rêves et je ne verrai les événements qu'à la télévision. Je reste scotché à l'écran. Le téléphone sonne.

C'est pour moi, mes parents au téléphone. Mon père va mieux depuis qu'il sait que je suis à l'hôpital, il a enfin pu dormir quelques heures, pareil pour ma mère. Tant que je n'aurai pas d'enfant moi-même je ne pourrai pas m'imaginer ce qu'ils ont vécu. Avoir un fils perdu à quatre mille kilomètres de la maison, au Caire, en pleine crise délirante et n'avoir aucun moyen direct d'intervenir. C'est presque des retrouvailles au téléphone. Je dois énormément à mes deux parents. Mes parents m'ont élevé en me donnant les notions de respect, de ce qui est bien ou mal, selon des principes de bon sens et aussi d'un Dieu d'Amour qu'on doit craindre comme on craint son propre père. Ils m'ont toujours protégé du mal. Ma mère, bien qu'un peu trop protectrice, nous a toujours bercés d'amour tendre et sincère et mon père, bien qu'un peu accaparé par le travail, a toujours su me mettre dans le droit chemin et nous a nourris et me nourrit encore. On échange quelques mots et il faut raccrocher, il y a du monde dans le service.

Retour dans ma chambre ; allongé, je pense à ma

situation et aux événements à venir ; les flots agitent encore ma barque un peu fort, je ne rends ni mon quatre heures ni mon midi, mais ce n'est pas loin (*Dès que le vent soufflera, Renaud*) ; je m'endors.

Détail amusant, j'occupe la chambre 806, je suis abonné à Peugeot, certes j'ai roulé en 406 mais je préfère Citroën. Je m'amuse d'un rien.

« *Al-Qāhira* », cette ville m'aura laissé un drôle de parfum. Un peuple peut se soulever, j'y assiste de près et de loin en même temps. Quand le pain et les jeux ne suffisent plus par rapport au fossé creusé par l'injustice et l'inégalité. Quel drôle de réveil. Neuf heures du matin, je file sous la douche et je rejoins la pièce principale, les plateaux repas pour les patients y sont déposés. Ça me donne l'occasion de voir avec qui je partage les lieux, mes compagnons de folie. Nous ne sommes pas nombreux et venons de divers horizons. Un gars qui a la cinquantaine le dos en compote, il a travaillé à New-York, il y a un palestinien (il me massera le dos), un jeune cairote sympa au bonbon à la menthe, un autre un gros en qui je n'aurai jamais confiance (il me dira qu'il entend des voix dans sa tête, mais que ça se calme) et un Irakien plein de rage venu de Bagdad. Ma mémoire sélective veut que je n'aie pas retenu un seul de leurs prénoms, impossible de me les remettre en mémoire.

Ahmed vient me chercher, mon psychiatre m'attend, madame Mona Rakhawy. L'hôpital est un vrai labyrinthe : d'escaliers et de portes, de couloirs en corridors, on accède à son bureau. C'est une femme élégante. Elle me met tout de suite à l'aise, récapitule ma situation et me dit qu'il faudra un peu de patience pour retourner en France. Elle me dit aussi que j'ai beaucoup d'amis en Égypte. Ça rassure mes convictions. L'entretien dure une bonne heure. Nous nous verrons régulièrement durant les jours qui viennent. Ahmed me trimbale de nouveau dans ce dédale, jusqu'à ce qui doit être le sommet de l'immeuble. Je me souviens d'un couloir blanc en arrondi menant à un bureau. Ce sont des religieuses, des bonnes sœurs, c'est un bureau médical et je suis là pour être ausculté. Je suis palpé de la tête aux pieds. Elles me trouveront un foie beaucoup trop gros et ne m'en diront pas plus. Je recroiserai ces religieuses à d'autres occasions.

Et la journée passe, le coup de téléphone du soir arrive, mes parents prennent des nouvelles, ils organisent aux mieux mon retour. L'avocat a voulu leur prendre quelques centaines d'euros, mais ils ne se sont pas laisser avoir et ont écouté les conseils du consulat. Mon père est prêt à venir me chercher sur l'heure même et à remuer des montagnes. Mais il faut laisser faire les choses administrativement et suivre la procédure médicale. Les bouleversements politiques dans la région ne facilitent pas les choses pour eux. Et c'est seulement une fois que le ministère des affaires étrangères appelle mes parents à la maison pour leur donner le feu vert que leur aventure commence. Ce que j'ai fait endurer à mes parents est un marathon et j'espère qu'il vaut au moins pour les quinze prochaines années à venir. Quelques amis sont passés par la maison : Hervé, Mathieu et Pépé (allias Cédric) prennent des nouvelles. Mathieu m'appellera alors régulièrement à l'hôpital. Avec la révolution, les lignes sont coupées et c'est seulement via le réseau Skype que mon pote arrivera à me joindre et faire l'intermédiaire.

Les jours se suivront ainsi jusqu'à mon départ, le mardi 8 février. Il y aura tout de même un ou deux faits marquants durant mon séjour.

Ahmed, il m'apprend le mot « *Habibi* », Amour, j'ai l'impression que le mot est calqué sur le corps humain, quand je prononce Habibi j'ai l'impression, je visualise la pulsation d'un cœur. Quelle belle langue. J'ai décrété qu'Ahmed était le seul à pouvoir me faire des prises de sang. J'ai une phobie passagère : pas de fer dans mon corps, même pour une seringue je négocie.

Un soir le patient venant de Bagdad, un jeune plutôt baraqué, est dans sa chambre la porte ouverte et commence à jouer sur sa guitare, on dirait Hendrix, Clapton, Santana, un vrai virtuose ce soir-là. Un vrai spectacle, un vrai bonheur à entendre. Comble du malheur, le lendemain il n'arrivera plus rien à sortir de son instrument, il devient fou de rage, casse la porte de l'entrée principale. À chaque fois que j'essayerai de lui parler ou même d'échanger une clope avec lui, il m'enverra chier.

Un matin, une idée saugrenue me passe par la tête,

embrasser un arbre ; le petit Mohamed me conduit dans une cour et il y a là un arbre que je peux prendre dans mes bras. La cour est simple et agréable, je m'y rendrai tous les jours. Je ne sais pas pourquoi les infirmiers présents, habillés en bleu, me demandent d'aller me raser.

Un autre jour, je me lève avec l'intention de savoir ce que veut dire « *Amen* ». Une des sœurs m'apprendra que le mot marque le fait que l'on a compris et qu'on est d'accord avec les paroles dites précédemment. Je profiterai encore des sœurs pour leur exposer mon point de vue sur « *la Trinité* » ; oui, à l'hôpital on a le temps de penser et de se poser des questions et pour une fois il y a quelqu'un pour me répondre. Voilà comment je vois les choses : au nom du Père, pour moi Dieu. Au nom du Fils, pour moi l'Homme ou Jésus en tant qu'homme. Au nom du Saint Esprit, pour moi le Christ incarné en chaque Homme, « *l'étincelle divine* » en chaque individu, « *le souffle divin* » en chacun de nous.

Lorsque je vois un sourire sur le visage de la vieille sœur et qu'elle me dit que je suis sur la bonne piste, je suis fou de joie. Je veux taper dans ses mains comme Ahmed me l'a appris plus tôt, mais elle me dit qu'il faut garder un peu sérieux. Moi, je n'y arrive pas. Dans ma tête, je réconcilie Darwin et la religion. La théorie de l'évolution, la sélection naturelle n'empêche pas qu'à un moment Dieu ait donné cette étincelle divine, ce souffle, peut-être même en sept jours.

Je suis dans la section V.I.P. de l'hosto, mais dans la cour et les couloirs, on croise beaucoup d'autres patients.

Il y en a un, lorsqu'on se croise, qui me crie toujours dessus, il porte un bonnet rouge et des lunettes noires. Mais je ne lui réponds jamais.

Je compte quand même les jours. Un soir mon père m'appelle, il viendra accompagné de son frère Alain. C'est quand même la révolution ; à deux, ils sont plus en sécurité, mon père n'a peur de rien et ne voyage qu'avec sa carte d'identité et mon oncle, un peu plus trouillard, est tout à fait bilingue et très bien organisé, il n'a aucun problème pour se déplacer dans le pays et faire le secouriste international.

Mardi 8 février 2011, retour au bercail.

Le mardi matin les retrouvailles sont chaleureuses, l'équipe de secours arrive, ma famille, je ne suis plus seul. Quel soulagement. J'ai pris le temps de dire au revoir à tout le monde. Je prendrai une serviette de bain bleue décorée de deux signes d'eau et un gant de crin, seuls souvenirs rapportés d'Égypte. Le grand Mohamed m'accompagne de ma section jusqu'à l'entrée. Ahmed est là sur le perron. Après les règlements administratifs et la paperasse, très peu de temps, nous voilà partis avec mon père et mon oncle dans un minibus, accompagnés d'un docteur et d'une autre personne. Sur le chemin, peu après le départ, encore une scène d'un autre monde, mon père en est témoin ; dans les rues désertes sur le trottoir, un enfant en bas âge habillé d'une grenouillère déambule seul. À au moins une cinquantaine de mètres, un adulte court dans sa direction. Notre chauffeur attend quelques instants. Le reste du trajet se passe sans incidents. Nous insistons pour aller directement à l'aéroport.

Une fois l'enregistrement passé et la zone internationale franchie, il n'y a plus qu'à attendre l'avion. Nous mangeons à ma demande un hamburger de chez Burger King. Dans la zone duty-free, la cartouche de cigarettes est à un euro cinquante centimes. Dans le fumoir, nous croisons avec mon père le sosie, la personne incarnée de Cléopâtre, une telle beauté, nous nous en souvenons encore. Une fois dans l'avion, je branche les écouteurs et écoute la liste musicale. À l'escale, à Munich, je refuse de prendre mes médicaments, j'envoie chier mon oncle, je me sens bien et libre, je n'ai pas besoin de drogue chimique. Pourtant, un petit comprimé de Loxapac 25mg ne m'aurait pas fait de mal. Nous arrivons à l'aéroport de Marignane. Je veux embrasser le sol, mais mon père m'en empêche. Mathieu nous attend à l'aéroport et nous servira d'auguste chauffeur.

Enfin à la maison, il fait nuit. Ma mère est folle de joie, après toutes ses nuits blanches et ses peurs. Les retrouvailles sont plus posées mais les mots ne sortent pas encore. On est tous fatigués. Dans ma chambre, j'allume le PC pour accéder à la musique ; assis à mon bureau, j'ouvre le tiroir et sors de quoi rouler un joint ; j'aurais bien pris un verre de whisky, mais je n'aime pas le whisky. Alain entre dans la chambre, me fait un peu la morale et je l'envoie paître. Encore une fois, il est en première ligne pour recevoir toute la colère et tout le venin que je peux avoir. Heureusement, nous savons que nous nous aimons. (*Over the Rainbow, Israël Kamakawiwo'ole*).

Le lendemain, je me réveille, il a déjà pris le train, je n'aurai pas le temps de m'excuser. Des fois, je ne vois pas la poutre que j'ai dans l'œil. Le soir arrive et j'écris la première page de ce témoignage.

Quoi de plus tranquille que le quartier de la petite garrigue, quartier HLM (*et la môme du huitième... dixit Renaud*) parmi les plus calmes. J'y ai grandi et m'y sens en sécurité. Quelques centaines d'habitations, l'école de la maternelle au collège, tous les commerces de proximité de l'autre côté de la route et à cinq cent mètres, Carrefour. C'est vrai que c'est un peu gris vu de l'extérieur et aux premiers abords. Mais c'est loin d'être un kolkhoze, vraiment. Lorsque qu'on est enfant et qu'on joue avec les autres, il n'y a aucune barrière, on est tous les mêmes quand on joue au foot sur le gravier du quartier. Je me rappelle Omar, Sébastien, Khélil, Ahmed, Warri, Paul, Martial, Nicolas, Fatri etc... On s'amusait, on se battait, on allait à l'école. On grandissait ensemble. J'aime cette atmosphère. Il manquerait bien un petit lopin de terre style jardin ouvrier pour avoir un contact avec la terre. Le parc des Trois Mares, idéal pour les polices-voleurs est aujourd'hui désert. Les générations se succèdent, je m'aperçois que je vieillis.

La première semaine est très calme. Hormis mon rendez-vous au C.M.P. de Vitrolles avec le docteur Rémy Defer, je n'ai aucune obligation. Ma seule corvée est de sortir le chien. Et c'est au début une petite épreuve. Des restes d'hallucination, je vois ce qui me fait le plus peur : des *yeux noirs* chez les enfants. Je n'ai peur d'aucun adulte, mais quand je croise une quinzaine de gamins qui descendent le quartier, tous les yeux noirs, ne sachant pas si c'est une hallucination ou comme dans le cimetière en Égypte, des entités que seules quelques personnes peuvent voir. Je pense souvent à un jeune garçon parti trop tôt, Hami, il n'était que gentillesse et sourire et je me l'imagine toujours comme étant « *le chef* » des enfants.

Je m'en remettrai aussi à l'instinct de mon petit chien pour savoir s'il y a danger ou pas et ça marche très bien. Et très vite je ne distingue plus rien d'anormal. Mon père me dit que ce n'est pas de la couleur noire dont je dois avoir peur, si un jour dans ma folie je vois des yeux rouges...

Je me gave de musique, ce n'est que du bonheur. J'ai l'impression d'avoir l'oreille musicale. Toute l'harmonie se déverse dans mes oreilles, Alain Baschung, Bernard Lavilliers, Kent, Rita Mitsouko, Alain Souchon, Thomas Fersen et tant d'autres. Tous des poètes ayant la même source d'inspiration. Il n'y a qu'une seule Muse. La création vient d'un tronc central et toutes ses feuilles comme autant de chansons, de poèmes, de livres ou de pensées. C'est magique, tout un univers de sensations et d'émotions. Une chanson que je n'avais jamais écoutée et sélectionnée au hasard arrive en début de ma playlist : « *Ya Hobb In the Name of Love, Dhafer Youssef* ». Le casque vissé sur les oreilles, je décolle et j'atteins des sommets. Jamais je n'avais écouté une voix pareille.

Je prends enfin le volant de ma voiture, Je vais chez Hervé et Fanny, on se connait depuis qu'on est gamins, il écoutera mon délire sans porter de jugement et en apportant une bonne dose de rigolade pour dédramatiser le tout. On se rejoindra souvent chez lui avec Mathieu et Benoit, boire un verre, discuter, manger et même des fois travailler. Heureusement les amis sont là, je peux passer un coup de fil et aller boire le café chez Rudy et France, Fred et Daly, Raymond et Vanessa ou chez Jean-Michel ou Saber et Linda.

Le temps passe ainsi, les semaines et les mois. Le travail d'écriture après un trauma est appelé *« principe de résilience »* par Boris Cyrulnik. Et ma thérapie et mon analyse passent par là. Et ma mémoire d'éléphant sélective me sert à tout décortiquer, disséquer, passer ma vie au microscope. Revoir tout le film en essayant de ne rien omettre et en grattant encore plus lorsqu'il n'y a que quelques bribes de souvenirs. Sœur Emmanuelle appelle ça *« passer sa vie au scalpel »*, tout gratter. Ces dernières années, les murs où j'ai foncé tête baissée m'auront au moins servi à me connaître davantage.

J'atterris tout doucement en douceur, une petite dépression passagère. Je vais fêter mes trente ans mais le cœur n'y est pas. L'image que je peux avoir de moi et que me renvoie la société : la trentaine, sans emploi, sans petite amie vivant chez ses parents et qui plus est diagnostiqué schizophrène paranoïaque affectif par trois psychiatres. C'est un peu lourd à digérer, le portrait n'est pas très réjouissant, même physiquement j'ai pris vingt-cinq kilos par crise et par an. Rien d'un éphèbe. Obèse comme Obélix. Un peu enrobé, quoi.

Dans mes ambitions de réconciliation avec moi-même, il me vient des grandes idées. Si on est capable d'accepter et de reconnaitre le bien et le mal que nous portons tous en soi, tel le Ying et le Yang. Pourquoi Dieu ne se réconcilierait pas avec le diable, je m'occupe d'histoires de famille qui ne me regardent pas, mais tout de même, celui que je préfère appeler Iblis ne peut-il pas reconnaître ses fautes et demander le pardon sincèrement ? Mais seul Dieu peut lire dans les cœurs. Pourtant, je m'imagine Iblis sur une planète dépeuplée, morte, au pied d'un unique arbre mort chantant les plus belles chansons. Mais je ne m'apitoie pas, peut-être est-ce lui qui met les fusils dans les mains des enfants combattants.

L'été arrive et passe aussi vite. Les vacances à la campagne, l'automne et bientôt l'hiver seront là. Noël et les fêtes de fin d'année.

Année 2012.

Enfin Janvier 2012. Cette année pas de crise, et je la sens partir sur les chapeaux de roue.

Mon travail d'écriture progresse et nous échangeons de plus en plus nos points de vue avec Mathieu. Le plus souvent autour d'un café au P.M.U., au quartier aux puces de Marseille ou au bord de la mer à Carry le Rouet. C'est souvent lui qui paie. Si en plus on prend un jeu d'échecs, on refait le monde. Et mine de rien, c'est assez constructif.

Pendant tout ce temps, ma soif d'amour absolu ne m'a pas lâché. Mais d'où vient-elle ? Sans doute du fait que je n'ai jamais su dire je t'aime à une femme et qu'aucune femme ne m'ait jamais dit je t'aime. Les seuls contacts charnels que j'ai eus ont été tarifés. La misère affective, c'est très dur à porter. Heureusement, certaines filles de joie, comme j'aime à les appeler dans le sens noble du terme, ont la classe. Shaïna fait partie de celle-ci, Pepsy aussi. Mais Shaïna vraiment, son ventre chaud contre le mien, sa douceur et sa finesse. Mon blocage, ma honte ultime, mon dernier tabou est, qu'au lit, je suis pire que Lucky Luke, je tire plus vite que mon ombre. Pour moi, cette hyper sensibilité est au demeurant assez agréable, mais pour ce qui est du côté virilité, je suis incapable de pilonner une femme pendant vingt minutes, une tare de plus, éjaculateur précoce. Lorsque, déjà adolescent, je sentais des balbutiements d'émotions à travers un regard échangé avec une amie, j'anticipais déjà le moment, est-ce que je lui donnerai du plaisir ou pas, partirait-elle en rigolant ? Une petite torture mentale. Bien sûr, j'ai une langue et dix doigts et j'adore caresser et être caressé. Je reconnais tout à fait ma part de féminité, mais côté virilité il me manque quelque chose pour être épanoui. Il parait que c'est tout dans la tête. Ô espoir, il me reste aux moins une trentaine d'années pour trouver l'âme sœur et une chanson de Joe Dassin « *Et si tu n'existais pas...* ».

Mais un amour à la Schuré ou à la Stevenson ce n'est peut-être pas pour moi.

Après la bagatelle, on a les idées plus légères. Ça fait longtemps que je ne suis pas parti en vacances et six heures de route en direction de la campagne vont me changer les esprits. Un super chauffage au gaz acheté par mon père va me permettre de passer une semaine dans une caravane, au beau milieu de nulle part. Venir se ressourcer ici est indispensable, le Gué de Bourg. Je continuerai jusqu'à ce petit village près de Montluçon passer quelques jours. J'adore cette campagne, c'est le lieu de vacances depuis mon enfance. Le havre de paix.

Ces quelques jours sont mémorables et riches.

Avec Alain on se parle franchement et sincèrement, ça fait du bien, c'est lui qui m'a appris à faire des câlins il y a deux ans. On parle Tai-chi et grand espace, d'avenir souhaité et rêvé. Après un tour dans ce champ où règne la quiétude, je rêve de pique-nique et de rondes, on va dans cette petite église qui a pour patron Saint-Antoine accompagné d'un cochon. Alain ouvre la porte, je pose un pied à l'intérieur, la cloche sonne. Sur un des piliers à l'entrée, on lit une prière de Saint-François d'Assise :

« Seigneur, fais de moi un instrument de ta paix,
Là où il y a la haine, que je mette l'amour.
Etc... »

Mais je n'ai pas la prétention d'avoir la force d'accomplir les autres strophes, tellement les mots sont profonds et lourds de sens et j'ai même changé la fin de la prière :

« Ô maitre, pour l'instant je cherche autant à être consolé qu'à consoler ; à être compris qu'à comprendre ; à être aimé qu'à aimer »

Rien qu'à la lire, j'ai des frissons. Et je ne suis pas encore à la hauteur, loin de là. La comparaison est un peu audacieuse. Je marche tranquillement, promène mon regard et mes pas un peu partout, j'arrive devant l'autel, je lève les yeux sur Jésus-Christ en croix, un second coup de cloche retentit. Je pose un genou à terre et récite un « *Je Vous Salue Marie* ». Ça en est presque superstitieux. Et pour la petite anecdote, et je ne le découvrirai que quelques semaines plus tard, le patron de cette église n'est autre qu'Antoine le Grand ou Antoine d'Égypte, un des pères de l'église. C'est l'un des détails les plus évidents parmi les nombreuses coïncidences qui me ramènent à l'Égypte.

Le lendemain, après un petit déjeuner au miel maison de l'apiculteur joyeux (et en plus il fait de la politique), Jean-Pierre. Un réveil en musique, Morgan Héritage et Amadou et Mariam, « *Les dimanches à Bamako* » à fond. De quoi réveiller le village. J'adore me réveiller de bonne humeur. Pas très respectueux comme comportement, mais tellement agréable ; je penserai à prendre mon casque. La journée se passe en famille, je suis invité à faire un tour de promenade dans la France profonde avec un cousin, Gilles ; on passe non loin du lieudit Les Pierres Jaunâtres et le petit village de Toulx Sainte Croix, il faut absolument que je revienne sur ces lieux. Ma cousine Sylvie nous y avait emmenés, ma sœur et moi, enfants. Sainte Croix, encore ce nom. À six cent kilomètres de là, en Provence, la plage et le lac du même nom sont mes endroits préférés.

Arrive le soir, je ne m'attarde pas, un concert m'attends. Dans les jours qui précèdent, en allant au tabac ou à la boulangerie du village ou prendre un café au George Sand, je passe devant une affiche, un gars ; une drôle de coupe et un accordéon, Jac Lavergne, concert chez l'habitant. Pas le temps de regarder sur internet pour voir de quoi il en retourne. J'irai au feeling. Ce soir-là, une heure de spectacle retentissante, éblouissante. Un mélange de conte, de musique, d'instruments d'un autre monde, de masques. Un monde onirique, une poésie qui me parle. Dans sa Geste, il parle du regard incroyable d'un vacher, « *une lumière inconnue* » dans les yeux, il a vu et fait danser des heures cette personne. Et des musiques divines qui arrivent jusqu'à lui sur les rivages des côtes africaines. Un Troubadour parmi le peuple, il nous a raconté sa boucle de l'Auvergne à l'Auvergne. La femme qui l'accompagnait est adorable ; tout de suite elle est souriante et curieuse, aimable et agréable. Le principe de concert chez l'habitant est fantastique, la proximité est évidente et la bonne ambiance au rendez-vous. Vins aux herbes maison et très bon accueil de nos hôtes. Mais il y a un peu de monde et je n'ose pas étaler mon parcours davantage, je lui dis que je n'en sais pas trop où j'en suis dans ma boucle à moi et qu'il m'a donné beaucoup d'émotions. Je ne suis pas à Marseille, Lyon ou Paris, en pleine effervescence culturelle, mais en pleine campagne bourbonnaise, enfin un vent d'espoir. Un bon courant d'air. Je ne peux pas me borner à mettre certaines rencontres, aussi bien de personnes que de livres, sur le dos du hasard, ce serait refuser d'avoir la foi.

Mon oncle Charly, modèle malgré lui depuis que je suis tout petit. Je cassais ses jouets quand j'étais minot mais je cassais les miens aussi…, il devait manquer quelque chose. La musique Hard Rock, c'est entraînant et on s'habitue. Il me tend la main professionnellement et il est prêt à me mettre le pied à l'étrier. La balle est dans mon camp, à moi de faire les efforts. Cela dit, c'est une sortie royale qu'il me propose, à terme devenir indépendant et gérant de mon travail. Une solution que je n'avais même pas envisagée. Une fenêtre s'ouvre pour avoir un pied dans la vie professionnelle. Charly et Sophie voient les choses loin et grand et je suis obligé de sauter sur mes pieds ou prendre un escabeau pour avoir une vision. Des fois, j'ai trouvé leurs jugements trop hâtifs, mais c'est juste pour leur trouver un défaut. Normalement, il est parti pour me faire une statue artistiquement, alors rendez-vous compte je n'ai pas intérêt de me manquer. Mais bon, là ça marche au cœur alors normalement, ça va rouler.

Chez ma cousine Mélissa et son copain Christophe, on se réunit en famille pour festoyer comme il se doit ; ripailles et alcool à profusion, les gésiers et les foies de volailles en salade sont une merveille, les desserts maisons somptueux. Mon oncle Daniel se fout de moi en chantant « *Jésus revient* », je suis mort de rire. On finit par des cigares made in République Dominicaine. Christelle et Tonton Shawi, Titoune et Christiane, Daniel et Marie-France, Katia et Jean-François et les enfants, notre grand-mère Janine, il manque Steven. Sacrée famille, indétrônable boute-en-train, la moindre occasion de profiter de la vie est bonne. Un certain art du savoir-vivre.

Au Gué de bourg, il y a ma grand-mère maternelle, mémé Gentil. Un petit bout de femme de quatre-vingt-cinq ans, pétant la forme, lucide et active. Des fois elle n'a pas trop le moral, alors je propose de la descendre quelques jours au bord de l'eau et, contre toute attente et tous les avis, elle dit oui ! Le degré d'avancement d'une société peut se mesurer aux rapports qu'elle entretient avec les fous mais aussi avec les personnes du troisième âge. Si on peut lui rendre un tout petit peu d'amour, juste recharger un peu ses batteries. Et j'espère que ces petits cafés les pieds dans l'eau lui auront changé les esprits un moment. Et une chanson de Lina Margy.

Je fais l'aller-retour et ne m'attarde pas. Il y aurait tout un chapitre à écrire sur mes quatre grands parents, quatre exemples à leur manière, j'ai eu la chance de cohabiter trois mois avec ma grand-mère paternelle d'apprendre un peu d'elle. Mais c'est une autre histoire.

Retour au quartier, plein de projets en tête. Et rien ne s'y oppose, tout est réalisable.

Et on s'emboucane avec Mathieu sur des grandes idées, un nouveau projet de civilisation, rien que ça et ça commencerait par un nouveau projet de vie : rien d'irréalisable. Par exemple les voitures à air comprimé de la société MDI : pourquoi est-ce qu'un maire ne les prend pas pour remplacer sa flotte de véhicules, finie l'ère du pétrole ? Pour la nourriture des marchés ouverts toutes la semaine tard le soir, des marchés aux puces de Marseille un peu partout, des souks à l'occidental direct du producteur au consommateur. Fini Carrefour et la grande distribution. Des vrais lieux de vie et d'échanges. Dans les écoles dès la maternelle, on réapprendrait à faire pousser les légumes et les fruits selon les saisons, à se servir d'une perceuse et monter un mur, cela amènerait aux mathématiques, découvrir les débuts de l'astronomie avec la grande ourse et quelques étoiles, découvrir le monde naturel autour de nous : la mer, la campagne provençale, et puis la mythologie, les anciennes civilisations, les autres cultures, les conteurs et les légendes, des souvenirs d'enfants hors du temps. La lecture, l'écriture, les bases mathématiques découleraient naturellement et à des âges parfois différents selon les attirances. Retour au bon sens dans tous les domaines. Il faut que je lise l'économiste John Kenneth Galbraith pour avoir une vision générale réaliste, mais c'est pour le tome 2. Pourquoi pas, à terme, briguer la mairie de Vitrolles. Et je suis sûr que mes amis doivent avoir de sacrées idées ; alors faites-les moi vite partager qu'on puisse les graver sur le marbre et les crier au monde entier (bon déjà la famille et les amis et si ça fait boule de neige, tant mieux !!)

Voici les idées et les visions mégalomanes utopiques d'un schizophrène qui n'est pas en plein délire. Je ne peux certainement pas parler de guérison, car la maladie évolue avec le temps, mais si je peux espérer maîtriser, avoir un certain contrôle sur moi-même, ce serait déjà une partie de gagnée. L'encadrement d'un malade est indissociable de sa rémission et de la bonne marche de sa guérison, écrire, partager, briser la coquille, être entouré d'amour. La prise de médicament est importante mais le bon dosage, le bon équilibre, pour ne pas être assommé et conserver toutes ses facultés, est primordial. J'ai décidé de ne plus voyager seul ces prochaines années. Et il y a assez de coins remarquables et mythiques en France pour me promener et satisfaire ma curiosité et même toucher l'histoire. Apprendre le grec ancien, jouer avec les mots, comprendre les rapports auteur/lecteur, décrypter les hiéroglyphes. Tout cela me passionne et je plonge dedans. Une Muse. Un univers à découvrir.

Je regrette que mes différents psychiatres ne m'aient pas donné de barème existant des symptômes dits positifs et négatifs ; pourquoi une grille d'évaluation n'existe pas ? Chaque patient ayant ces particularités, elle n'aurait qu'une valeur relative, mais positionnerait le malade sur une échelle. Il faut que ce soit une vidéo sur You tube qui me renseigne. Un cours d'une heure et demie dispensé par une université québécoise. Tous les patients devraient la regarder.

Encore une rencontre qui me fait avancer à grande vitesse en ce début d'année, merci internet, je tombe sur Arnaud Desjardins et « *La voie et ses pièges* ». Ce livre me donne autant de réponses et de clefs que celui de Sœur Emmanuelle. Et encore d'autres écrits de Nizier Anthelme Philippe qui, par leur prisme, apportent un éclairage nouveau sur mon parcours. En ce XXIème siècle bien entamé, ce seront mes trois maitres à penser, trois contemporains éclairés qui me serviront de garde-fou intellectuel. Je ne les connaitrai qu'à titre posthume.

Une seule idée d'Arnaud Desjardins. Lors de son parcours, lors d'une discussion avec un maître, il s'écrie « *je suis un chercheur de vérité* » l'autre lui répond « *Non-sens, tu dois être un chercheur d'erreur* ». Et il compare la vérité au silence et tout devient clair. Pour obtenir le silence, on écarte les sons indésirables. C'est comme cela qu'il faut progresser, en avançant et en jugeant les expériences, écartant celles qui ne correspondent pas avec son cœur et ses pensées.

« *Une lueur dans le cœur, une larme dans l'œil, une prière dans la tête... Bout de poussière d'étoiles qu'attends-tu pour briller... Tous un ange à l'épaule* »

présent si tu le cherches... Quand le cœur ne fait qu'un avec l'esprit et le geste... Les pléiades nous désignent... Comprend entre les lignes... »

Keny Arkana, Cinquième Soleil.

Je m'appelle Michaël Coulanjon, j'ai trente et un ans, la vie commence et elle est belle.

C'est le premier *Carnet de Voyage* complété, *En passant par Le Caire*.

À suivre selon les rencontres et les expériences...

Remerciements à tous ceux qui ont participé de près ou de loin à mon aventure.

Κοκο λαρίψληθθε

ميكائيـــــل

Fin

Frise chronologique

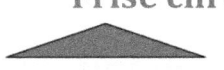

2012 —
L'aventure commence

Février *Retour à Vitrolles
*Début d'écriture

2011 —
Janvier *Départ au Caire
*Seconde crise de Schizophrénie
*Internement en hôpital
psychiatrique au Caire

Octobre *Arrêt de prise du
traitement

Flou Artistique

Avril *1 semaine à St-Etienne
*Retour à Vitrolles

2010 —
24 janvier au 15 février
*Internement en hôpital
psychiatrique à Montluçon

Janvier *Première crise de
Schizophrénie :
*Quelques jours à St-Etienne

Août 2009 Arrivée à
Montluçon

Mars 2009 Départ à Clermont-
Ferrand

**Entrée dans la
Vie Active**

Janvier 2009 Retour à
Marseille

Avril 2008 Départ pour Lyon

Janvier 2008 Départ pour
Paris

2000 — Fin de scolarité

1984 — Arrivée à Vitrolles

1981 — Naissance à Nevers

Table des matières

Chez AlterPublishing LLC, édition équitable alternative à l'édition traditionnelle, nous faisons pleinement confiance à nos internautes et à nos lecteurs. Nous attendons donc d'eux que l'ouvrage soit, conformément à la législation, utilisé uniquement à titre personnel. Nous avons volontairement exclu toute protection ayant pour but d'empêcher la transmission de nos livres numériques à d'autres lecteurs que nos acheteurs directs ; nous préférons utiliser ce budget lourd et récurrent à des fins plus utiles à tous. Les livres et les fichiers numériques commandés, leur contenu, ainsi que tous les éléments reproduits sur le site de téléchargement d'œuvres numériques au titre de ce service (notamment textes, commentaires, illustrations et documents iconographiques) sont protégés par le Code de la Propriété Intellectuelle en France et par les législations étrangères régissant les droits d'auteur et droits voisins, le droit des marques, le droit des dessins et modèles, le droit des brevets. À ce titre, les œuvres de l'esprit, qui sont ainsi présentées et proposées pour le téléchargement et la lecture sont uniquement destinées à un usage strictement personnel, privé et gratuit. Toute reproduction, adaptation ou représentation sous quelque forme et par quelque moyen que ce soit, et notamment la revente, l'échange, le louage ou le transfert à un tiers, sont absolument interdits. Toute utilisation hors de ce cadre serait assimilable à un acte de contrefaçon, qui vous expose à des poursuites judiciaires, civiles ou pénales dans le cadre des dispositifs législatifs et réglementaires en vigueur. Nous comptons donc sur votre éthique qui nous permet de garantir les prix de vente les plus bas du marché et la rémunération des auteurs la plus attractive, maintenant et à l'avenir.